クラミジア学入門

松本　明 著

大学教育出版

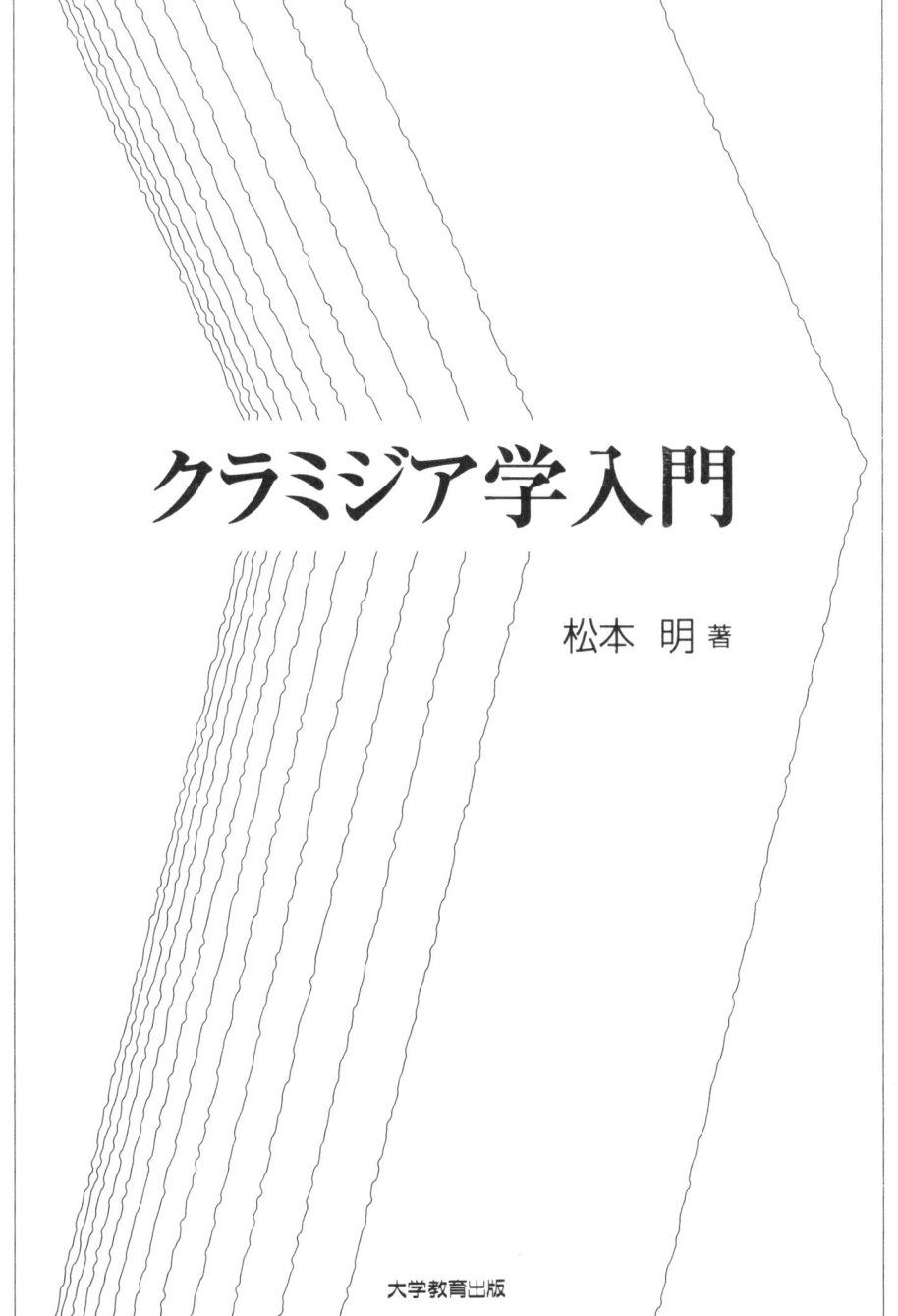

はじめに

今日クラミジアによる感染症，特に性感染症が大きな社会問題となりつつあるが，実はクラミジア感染症は一昔前まで，今日とは違った形で眼病や性病として一般社会に蔓延していたのである。眼病はトラホーム（正しくはトラコーマ）と呼ばれ，昭和20年代までは多くの患者が見受けられた。この当時，小中学生だった年代の人々の中には学校での眼検診でトラホームあるいは疑似トラと診断された人は少なくないだろう。一方，性病としてのクラミジア感染症はよこね（第四性病）と呼ばれた。軍隊華やかなりし時代まで淋病，梅毒と共に多発した。一方，トラホームやよこねに比べて患者の発生は極端に少ないもののクラミジアによる非常に重篤な肺炎がある。主として愛玩鳥から伝染するオウム病という病気で，国内では昭和初期から今日まで単発的に発生している。トラコーマは直接・間接的接触によって伝播する。第２次大戦後の奇跡と言われるほどの復興を遂げた日本では，日常の生活環境の著しい改善によって今日では眼科専門医でも滅多に遭遇しない稀な病気となった。この状況は先進国とみなされる国々でも同様である。しかし劣悪な生活環境からいまだに抜けきれないいわゆる発展途上国では多くの人々がトラコーマの病苦にあえいでいる。WHO の推定によれば全世界の５億人がこれを患い，そのうち5000～7000万人が失明しているという。まさに socioeconomical disease（社会経済的疾病）と言える。国内でのよこねの発生も筆者が知る限り少なくとも過去十数年間はわずかに２例の報告にとどまる。日本国内でのテトラサイクリン多用時代（テトラサイクリンはクラミジア感染症の特効薬）を経過したことによってよこねはなくなったとの見方があるが，本当の理由は明らかではない。しかし最近ではよこねの原因クラミジア（*C. trachomatis* 生物型 LGV）とは別のクラミジア（*C. trachomatis* 生物型 trachoma）による性感染症が1993年を境に淋病を凌ぎ発生件数１位の座を占めるに至っている。国内各地の調査結果によると感染症を疑って産婦人科や泌尿器科を受診した患者のクラミジア陽性率は25～

30%で，病院によっては40%を越える所もあった。また既婚妊婦での無作為検査の陽性率は５～６%，さらに中絶を希望した10代から30代の未婚女性では約15%，このうち10代の女性では実に24.4%であるとの驚くべき実態が明らかにされている。この陰にはパートナーたる男性の感染があるはずで，これらの検査，治療に要する費用は日本全体として決して見過ごせない額にのぼると思われるが，具体的な額を筆者は探知し得ない。一方，米国ではどうであろうか。やや古い話だが，1985年２月４日発刊のタイム誌を開いて筆者は驚いた。友人Schachter 教授の写真と共に彼の取材記事として，米国の年間クラミジアによる性感染症が推定300万から1000万人で第１位を占め，年間100万人の増加を続けているという。また最近の米国 NIH の試算によると，クラミジアによる性感染症だけの診断，治療に要する金額は年間40億ドルに達する。最近のSchachter（1998）の著書によると性感染症患者のおよそ50%がクラミジア感染者である。クラミジア感染症は数種の抗生物質で治療できる。しかし感染した男性のおよそ１／３，女性のおよそ２／３は自覚症状に乏しい無症候型感染といわれ，このため感染に気づいていない患者がパートナーに移し蔓延することが多い。ことに女性の無症候感染は治療の手遅れとなり，その結果肝周囲炎を伴う重症疾患（Fitz-Hugh-Curtis 症候群）や卵管閉塞による不妊症になりやすい。さらに，自覚症状の有無にかかわらず，クラミジアによる性感染症を有している人では HIV（エイズ原因ウイルス）の感染効率が非常に高くなっているということに留意しなければならない。つまりクラミジアによる性感染症の蔓延は HIV 感染の爆発的流行の下地を作ることにもなり，まことに憂慮すべき事態なのである。このような事態に関する人々の関心，知識はどうであろうか。学生や社会人を対象としたアンケート調査から出される結論は極めて乏しい状況と言わざるを得ない。

オウム病の原因となるクラミジア（*C. psittaci*）は本来トリや哺乳動物の病原体である。これの一般社会での病気の発生率や抗体保有率に関する国内での調査データは乏しく，年間平均４例程度とみなされているが実態の把握は難しい。従って臨床医が患者に接する機会も多くはない。しかし最近，オウム病とは異なるクラミジア感染症が注目されている。1989年に新種となったクラミジア（*C.*

pneumoniae）による呼吸器感染症である。このクラミジアに対する抗体保有率は幼稚園，小中学校などの小集団生活が始まる5～6歳から急上昇して成人では50～60%に達し，この間，肺炎を起こす場合も少なくない。最近ではこの新種クラミジアは呼吸器にとどまらず，動脈硬化症や喘息，サルコイドーシスなどのリスクファクターとみなされるに至っており，ここにも新たな問題が浮上しているのである。

以上述べたようにクラミジア感染症は性感染症に限らず，眼，肺炎を含む呼吸器感染症など多様である。ではこのような病気を起こすクラミジアとは一体どんな生物なのだろうか。その発見の歴史や研究の足跡をひもときつつ，今日のクラミジア研究の現状をこれまで筆者が得たデータを中心に据えて述べてみたい。

主な参考文献

大阪府環境保健部・大阪府医師会編：平成3年度大阪府における性感染症動態調査概要．平成4年6月．

同平成5年度．平成6年7月．

同平成6年度．平成7年．

熊本悦明：クラミジア・トラコマティス感染症(1)－最近の抗原検査法と治療法をめぐって－Modern Medicine '91-8，12-17，1991．

熊本悦明：クラミジア－臨床的立場から．感染症研究会（第5回富山シンポジウム）細胞内寄生菌の基礎と臨床，サルモネラ，結核菌，クラミジア（三橋進，熊本悦明，島田馨編）　ライフサイエンス・メディカ（東京）1996．pp.69-80．

松浦賢長，今吉直美，相沢貴子：看護学生のクラミジアに対する意識と知識に関する調査．母性衛生35：67-71，1994．

松田静治：クラミジア感染症の疫学．産科と婦人科62：619-625，1995．

松本明美，山口玲子，神崎慶子，登喜玲子，鈴井江三子，秀平佳織：男子学生のクラミジア感染症に対する意識と知識に関する調査．川崎医療短大紀要18：39-44，1998．

山形県衛生研究所・山形県保健予防課編：クラミジア・トラコマティス感染症等実態調査報告書．平成5年3月．

Matsumoto, M., T. Omori, Y. Inaba, R. Ishitani, H. Kuroki and S. Ishii: Miyagawanella: psittacosis－lymphogranuloma group of viruses. 2. psittacosis of birds in Japan. Jap. J.Exp. Med. 27: 191-205, 1957.

Schachter, J. and E. R. Alexander: Chlamydial Infections *in* Bacterial Infections of

Humans. Epidemiology and Control (A. S. Evans and P. S. Brachman, ed.) Plenum Medical Book Co., New York. 1998, pp.197-222.

目　次

はじめに ……………………………………………………………………………1

第1章　クラミジア発見の歴史的背景 ……………………………………………7

第2章　クラミジア命名と分類の変遷 ……………………………………………11

第3章　クラミジア増殖の形態学 …………………………………………………15

第4章　クラミジア増殖の生化学的側面 …………………………………………25

第5章　クラミジア菌体の構造と生物活性 ………………………………………32

5－1　EB外膜の形態と生物活性　32

5－2　クラミジアの特異的構造－表面突起　42

5－3　RBの構造　48

第6章　封入体膜の性状 ……………………………………………………………58

第7章　基礎的立場から見たクラミジア感染症 …………………………………65

第8章　クラミジア感染に対する生体反応 ………………………………………75

第9章　クラミジア感染症診断の問題点 …………………………………………82

あとがき ……………………………………………………………………………93

第1章

クラミジア発見の歴史的背景

鳥類，特に愛玩用のオウムやインコとこれらに接触したヒトの病気は，1879年から1928年の半世紀にわたり欧米各地で繰り返し発生した。特に1892年パリでの大発生は，ブエノスアイレスからの500羽の愛玩用オウムの輸入を機に発生し，51名が発症，うち16名が死亡した。Morange（1895）はこの病気の発生とオウムとの接触の関連を明らかにして，この病気にラテン語オウム（psittacus）を語源としてオウム病（psittacosis）と命名した。この発生時にNocard（1893）は病鳥からグラム陰性桿菌を分離して，これが病原体であると報告した。これはノカルド桿菌と呼ばれ，長い間オウム病の病原体と信じられてきたが，実はネズミチフス菌（*Salmonella* Typhimurium）であることが，彼の発表後38年を経て分かった。それが明らかになったのは，1929年7月から9月にかけてアルゼンチン各地で100名を越すオウム病患者が発生したのを機に，ノカルド桿菌の探索がなされた結果である。翌1930年にドイツでLevinthalが，英国でBedson and WesternおよびGordonらが，それぞれヒト病変組織のホモジネートを細菌は通さないがウイルスは通過できる濾過器を通し，その濾液をインコやマウスに接種するとオウム病を発症することを見いだした。それゆえ彼らはこの病原体をオウム病ウイルスと名付けて報告した。当時の探索にはBedson（London Hospital）やGordon（St. Bartholomew's Hospital, London）から材料の提供を受けて研究に協力した開業医Colesの功績が大きい。同じ時期，米国でもKrumwieder, McGrath and Oldenbusch（1930）によって同様のウイルスが確認され，ノカルド桿菌説は否定された。これらの研究者たちはいずれも病変組織内に塩基性色素に染まる小球菌を観察し，これをウイルスと考えた。その根拠として孔径0.5ミクロンの濾過器を通過できるほどに小さく，純培養ができないことを挙げた。しかし小球菌は光学顕微鏡レベルで見え，多形性であることに気づいていたようである。この多形性に基づいて Lillie (1930) は今日のクラミジア基本小体 (elementary body) の概念を呈示し，病原体を *Rickettsia psittaci* と命名することを提唱した。この命名から彼は病原体がウイルスではないと考えていたことが窺える。欧州や米国にとどまらず，Meyer and Eddie (1934) はシドニーからカリフォルニアへ輸入された200羽のオーストラリアインコの一部からオウム病ウイルスを分離した。Burnet and Macnamara (1936) も患者から同様のウイルスを分離し，オーストラリアにもこのウイルスが定着していることを確認した。オウム病ウイルスは1935年 Fortner and Pfaffenberg，Burnet and Rountree によって，1941年には Yanamura and Meyer によって相次いで発育鶏卵漿尿膜や卵黄嚢で増殖することが示され，これを契機にオウム病ウイルスは細胞内に封入体を形成し，その内部で増殖することが光学顕微鏡レベルで明らかにされていった。

トラコーマ (trachoma) に関する記録はオウム病に関するそれよりもはるかに古い。中国では B.C.27世紀にすでにトラコーマの治療記録が残されており，エジプトでは B.C.19世紀にすでにトラコーマの記載がパピルスに見いだせるという。トラコーマは rough swelling を意味するギリシャ語を語源とし，すでに B.C. 1 世紀にこの名は広く知られていた。トラコーマがヨーロッパに持ち込まれたのは，1798年と1799年のナポレオンのエジプト進攻によるとされ，エジプト眼病 (Egyptian ophthalmia) として蔓延した。この史実はトラコーマが当時，地方病としてエジプトで蔓延していたことを物語っている。その後19世紀までにはトラコーマは欧州に広く定着した。1907年，Halberstädter and von Prowazek はトラコーマ患者結膜細胞に特異な小体を見いだし，この材料をオランウータンの目に接種して，その結膜細胞の細胞質に患者結膜に認めたものと同様に小粒子を多数含む小体を再現した。彼らは細胞質小体にマントを意味するギリシャ語 Khlamús を語源としてクラミドゾア (chlamydozoa) と命名した。クラミドゾアは今日のクラミジア封入体のことで，その内部にある小粒子がクラミジア菌体である。Linder(1909) は封入体結膜炎患者の結膜スメアにクラミドゾアを確認し，これ以後，多くの研究者によって眼疾とクラミドゾアとの関係がゆるぎないものになった。のちにNoguchi（野口英世 1928）はクラミドゾアに含まれる小粒体を *Bacterium granulosis* と呼んでいる。しかし実際にトラコーマ病原体を分離することに成功したのは，T'angら（1957，1958）で，彼らは患者材料を発育鶏卵へ接種することで病原体を分離増殖できることを見いだした。しかしThygeson（1962）によれば最初のトラコーマ分離はT'angらではなく，ペルーで研究していたMacchiavelloであると述べている。1944年Macchiavelloはすでに病原体の分離とボランティアの眼への接種に成功していたが，彼の研究はなぜか無視された。T'angらの成功の2年後，Tonesら（1959）も発育鶏卵卵黄嚢接種によって封入体結膜炎に由来する病原体を分離し，これがクラミドゾアに含まれる微粒子であることを見いだした。

ヒトの鼠径リンパ節炎－よこね－は熱帯地方に多く，一種の性病であることがRost（1912）によって報告されていた。Durandら（1913）はこれをLymphogranuloma inguinal venereumと命名した。現在の鼠径リンパ肉芽腫（Lymphogranuloma venereum，LGV）である。Hellerström and Wassen（1930）はサルの脳内接種によってLGVの実験感染に成功，Levaditiら（1931，1932）はマウス脳への連続接種によってLGVのマウスへの馴化に成功した。次いでMiyagawaら（1935）は発育鶏卵奨尿膜接種に成功，1940年にはRakeらが卵黄嚢接種に成功し，分離された病原体はMiyagawanellaと呼ばれた。Rake and Jones（1942）は卵黄嚢での増殖形態がオウム病病原体と同一であることを確認し，ここに至ってオウム病病原体とトラコマチス，鼠径リンパ肉芽腫の病原体の増殖が共通の形態学的特徴を持って起こることが明らかとなったのである。

主な参考文献

東　昇：細菌とウイルスの間．岩波新書709．東京，1969．

Becker, Y.: The Agent of Trachoma. S. Karger, New York, USA. 1974.

Schachter, J. and C. R. Dawson: Human Chlamydial Infection, PSG Publishing Co., Inc. Littleton, USA. 1978.

Storz, J.: Chlamydia and Chlamydia-Induced Disease, Charles C. Thomas Publisher.

Springfield, USA. 1971.

Thygeson, P. : Trachoma virus : Historical background and review of isolates. Ann. N. Y. Acad. Sci. 98 : 6–12, 1962.

van Rooyen, C. E.:The early history of psittacosis *in* Psittacosis-diagnosis, epidemiology and control (F. R. Beaudette, ed.), Rutgers University Press, New Brunswick, USA. 1955.

第2章

クラミジア命名と分類の変遷

1961年，T'angらの分離成功を記念してThe Biology of the Trachoma Agentと題する国際会議が米国で開催された。この会議でThygesonはオウム病，鼠径リンパ肉芽腫，トラコーマの病原体を増殖，形態の類似性に基づいて，同一グループにまとめ，各々の病名の頭文字を取ってPLT群病原体（agent）とすることを提唱した。1960年代に入ると電子顕微鏡的形態学や生化学的研究に裏付けられたPLT群agentの実態が急速に解明された。すなわち独自の遺伝子DNA，リボソーム，mRNAを持ち，ウイルスとも一般細菌，リケッチアとも異なる特異な増殖サイクルを持つ細胞偏性寄生菌であることが明らかとなった。この時期，オウム病病原体の増殖過程を電子顕微鏡的に解明したHigashi（東昇 1965）の研究に参加できたことは筆者の記憶に新しい。1966年PageはHalberstädter and von Prowazekによる発見・命名のイニシアティブを尊重してPLT群細菌にクラミジア（*Chlamydia*）という属名を与え，ここにクラミジアという名前が誕生したのである。Pageの提案はMoulder (1966)により受け入れられ，1973年版Bergy's ManualではPLT群が抹消され，*Rickettsiales*と*Chlamydiales*の2つの目(order)が設定された。*Chlamydiales*は1科1属2種すなわち*Chlamydiaceae*，*Chlamydia*，*Chlamydia trachomatis*と*Chlamydia psittaci*に分類されたのである。Pageによる種の分類基準は封入体の形状（*C. trachomatis*はcompact，*C. psittaci*はrough），封入体内のグリコーゲンや脂質の蓄積の有無（*C. trachomatis*のみ有），サルファ剤（1 mg／embryo）による卵黄嚢内増殖阻害の可否（*C. trachomatis*は増殖が阻害される）の3点であった。

Moulderらによる1984年版のBergy's Manualは1973年版を踏襲している。

しかしクラミジアの分類は1989年以降今日までに2回の改変が起こり，3回目が起こりつつある。1回目は1989年，米国ワシントン大学Graystonらによる新種*Chlamydia pneumoniae*の確立，2回目は1992年，岐阜大学農学部Fukushi and Hirai（福士秀人と平井克哉）による*C. psittaci*からの新種*C. pecorum*の分立，そして現在起こりつつある3回目は1999年Everettらによる16S rRNAと23S rRNA遺伝子の全塩基配列に基づく大きな分類改変である（Everettらの新分類はIntern. J. Syst. Bacteriol. 1999年4月号に掲載されているが，このJournalに発表された新分類はクラミジアに限らずすべて1年間は提案として取り扱われ，その提案に対してより適切な論文が出ない限り公認される)。Everettらのクラミジア分類の改変を1992年の*C. pecorum*確立時の分類と対比して示す(図1)。改変の要点は①4種を容する従来の*Chlamydia*属が*Chlamydiales*(目)，*Chlamydiaceae*(科)と直線的に連なっていたのに対して，Everettらは*Chlamydiales*にFamily Ⅰ～Ⅳの4科を設定した。②従来の属は*Chlamydia*と*Chlamydophila*に分けられ，*Chlamydia*属には*C. trachomatis*に2新種*C. muridarum*（従来の*C. trachomatis*生物型mouse)，*C. suis*（ブタ由来種）が加えられた。③従来の生物型trachomaとLGVの2つを*C. trachomatis*の生物型として残した。④*Chlamydophila*属には従来の*C. pneumoniae*，*C. psittaci*，*C. pecorum*の他に3新種*Chlamydophila abortus*(哺乳類の流産関連株)，*Chlamydophila caviae*（モルモット由来。モルモット封入体結膜炎株GPIC株を含む）および*Chlamydophila felis*［ネコ由来株。この種は岐阜大学福士ら（1997）により分立の可能性が示唆されていた］の合計6種が含まれ，*C. pneumoniae*種内の生物型としてTWAR，Koala，Equineの3型が設けられた。⑤さらにクラミジア様細菌もFamily Ⅱ，Ⅲ，Ⅳにそれぞれ分類学的地位が与えられた。従来の*Chlamydia*属はすべてFamily Ⅰに含まれている（Family Ⅱ～Ⅳに関してはEverettらの論文を参照されたい)。分類上の改変がなされたとはいえ，病因論には影響することがないのは当然であろう。従って以後の記述はすべて図1の従来の分類に沿って進めたい。

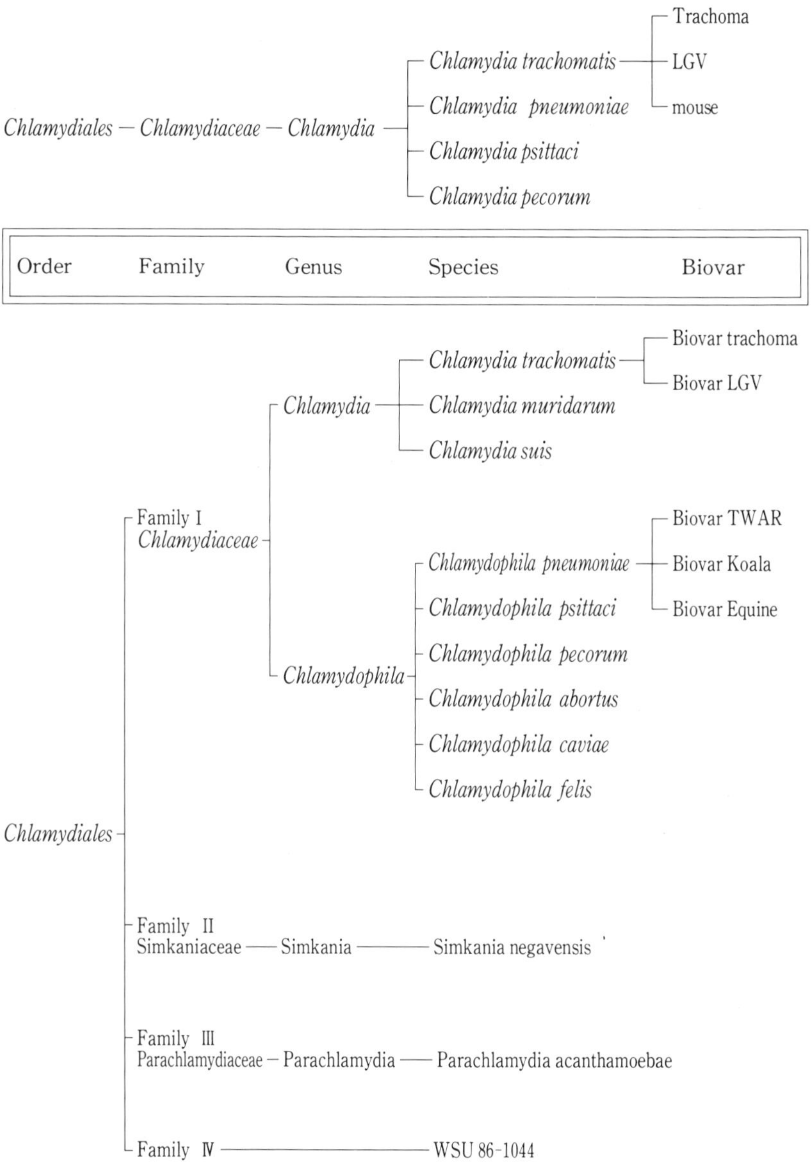

図１　クラミジア分類の対比（上：従来の分類，下：Everett らによる分類）
（Everett らの分類図は，原著をもとに筆者が再編成した。）

主な参考文献

Everett, K. D. E., R. M. Bush and A. A. Andersen : Emended description of the order *Chlamydiales*, proposal of *Parachlamydiaceae* fam. nov. and *Simkaniaceae* fam. nov., each containing one monotypic genus, revised taxonomy of the family *Chlamydiaceae*, including a new genus and five new species, and standards for the identification of organisms. Int. J. Syst. Bacteriol. 49 : 415-440, 1999.

Fukushi, H. and K. Hirai : Proposal of *Chlamydia pecorum* sp. nov. for *Chlamydia* strain from ruminants. Int. J. Syst. Bacteriol. 42 : 306-308, 1992.

Grayston, J. T., C. -C. Kuo, L. A. Campbell and S. -P. Wang : *Chlamydia pneumoniae* sp. nov. for *Chlamydia* sp. TWAR. Int. J. Syst. Bacteriol. 39 : 88-90, 1989.

Pudjiatmoko, H. Fukushi, Y. Ochiai, T. Yamaguchi and K. Hirai : Phylogenetic analysis of the genus *Chlamydia* based on 16s rRNA gene sequences. Int. J. Syst. Bacteriol. 47 : 425-431, 1997.

第3章

クラミジア増殖の形態学

多くの研究者の努力にもかかわらず，1960年代中葉までは電子顕微鏡によるクラミジアの増殖過程の解明は進まず，これに決着をつけたのがHigashi（1965）であったと言っても過言ではない。この研究に関与した一人として，われわれが用いた3つの実験戦略について触れてみたい。

1960年頃までは電子顕微鏡用の標本作製には試料を薄い切片に切りやすくするためにメタクリレート包埋剤が用いられていた。この包埋剤は重合硬化の際に著しく収縮し，高い重合熱を発する。そのため細胞内のクラミジア菌体は破壊され，その結果生じたマトリックス様構造と残存する菌体膜構造はあたかもポックスウイルスの増殖に見られるB型封入体（細胞質に形成され，その内部でウイルス粒子が形成される。マトリックスを包む膜はない）に類似の像を呈する。そこでわれわれは1959年から1961年にかけて包埋剤として開発されたヴェストパル（ポリエステル樹脂）やエポン（エポキシ樹脂）を用いることにした。第2の戦略はTamura and Higashi（1963）によってすでに確立されていた*C. psittaci*の基本小体（elementary body，EB）の精製法に従ってEBを精製し，これを接種材料としたこと，第3に多村，岩永，東（1961）が明らかにしたクラミジアの一段増殖曲線に沿って経時的に観察したことである。物理的に強靭なEBの性質を利用して，超音波処理，DNase，RNase，トリプシンなどの酵素処理と蔗糖濃度勾配遠心法を組み合わせて精製したEB純度は極めて高く，これを接種材料にすることによって細胞内で起こる菌体変化のスタートラインを形態学的に揃えたわけである。

多村らの一段増殖曲線（図2(a)）は感染後約20時間を過ぎると感染性を有した新たな子孫（progeny）が急速に生じてくることを示している。20時間まで

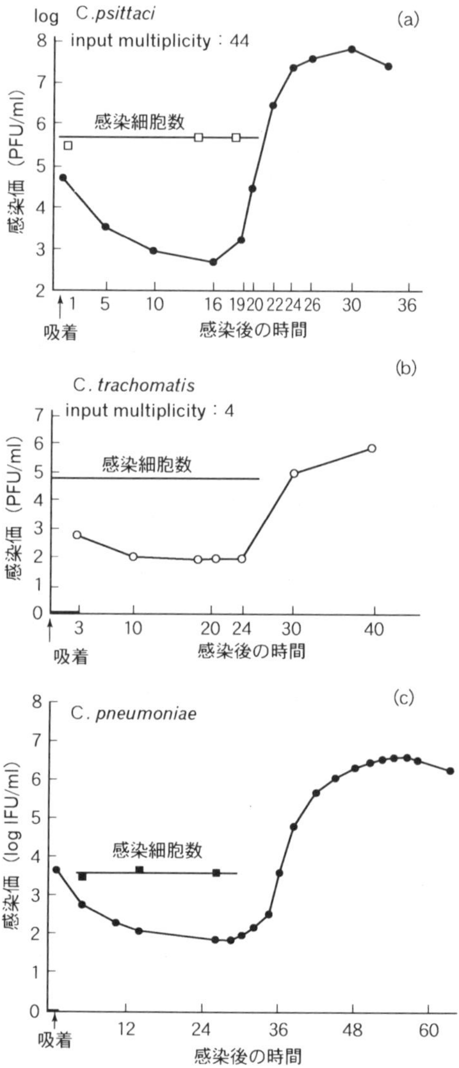

図2　培養細胞内でのクラミジア増殖曲線

の時期はウイルス増殖曲線での暗黒期（eclipse）に相当し，感染力を指標として見る限り，クラミジアの増殖はウイルスの増殖と同様な経過をたどることが分かる。ウイルスの暗黒期はウイルス素材の合成期であり，この時期の感染細胞内にウイルス粒子は認められないが，感染力の上昇に伴ってウイルス粒子が出現する。問題はクラミジアではどうかということである。結果を再現した電子顕微鏡像を経時的に並べてみよう（図3，4）。直径0.3ミクロンの内部が高密度のEBは接種30分後には宿主細胞膜に密着して取り込まれる（図3 a）。100分後にはEBは貪食胞に包まれた状態で細胞質内に認められる（図3 b）。しかしここで見られるように細胞縁辺部にあるEBと，より深部にあるEBの間には大きさや内部の高電子密度の核の位置が異なる。おそらく縁辺部のEBは取り込まれたばかり，深部のEBはより早期に取り込まれ内部変化が起ったものと考えられる。6時間後には貪食胞はゴルジ野に位置するが，すでに

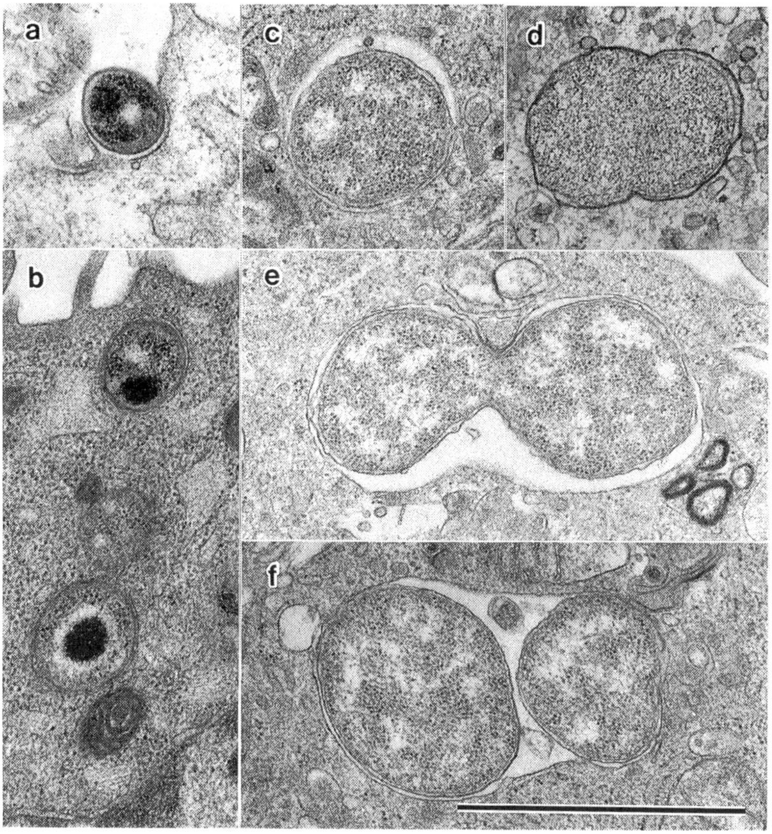

図3　*C. psittaci* Cal10株 EB の貪食侵入と菌形態の経時的観察

スケールは1 μm。

EB形態はなく，内部が均一な直径約0.5ミクロンの網様体（reticulate body, RB。初期研究者が initial body，原始体と呼んだ菌体）となり（図3 c），さらに8時間後には分裂初期像を呈する（図3 d）。10時間後には分裂中あるいは分裂後のRBが認められる（図3 e，f）。以後RBは急速に増殖し，それにつれて封入体も拡大するが，増殖曲線（図2 a）の感染性の上昇まで封入体内に認められるのはRBのみである（図4 a）。しかし24時間後には多くのRBに混じって，子孫（progeny）EBが出現してくる。そして菌体中心部に核を

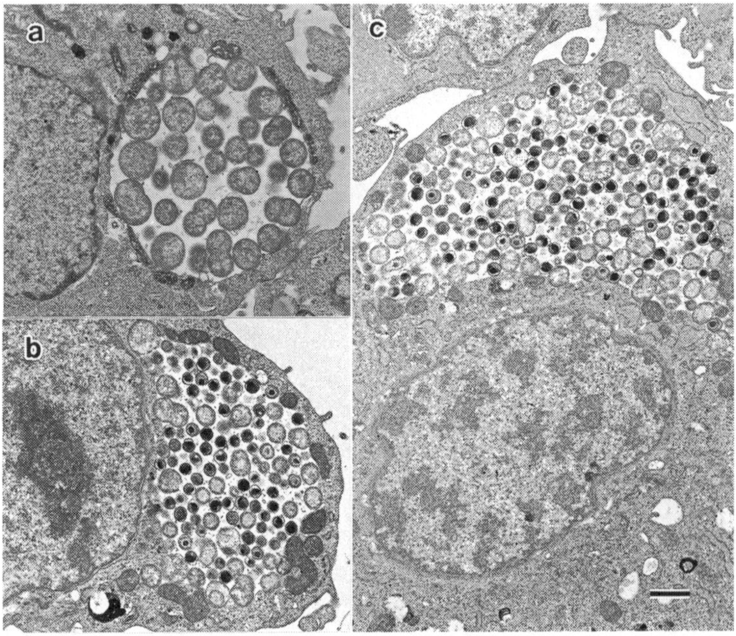

図４　*C. psittaci* Cal10株の増殖の経時的観察
n：宿主細胞核，m：ミトコンドリア。スケールは１μm。

持ったRBからEBへ移行途中の中間体（intermediate form，IF）も混在する（図４b）。RBの分裂像も多数認められ，２分裂増殖はいまだに進行していることが分かる。34時間後には封入体は宿主細胞核を凌ぐほどに拡大しているが，封入体による細胞核の圧迫変形は認められない。この封入体内のEBは24時間後の封入体内のEBより多く，感染価の上昇（図２）に一致してEBが増加することが分かる。48時間前後には多くの封入体保有細胞－感染細胞－は崩壊し，菌体は放出されるが，この時期に至ってもEBのみならずRBやIFが混在している。図４a～cでは封入体膜に密着した多数のミトコンドリアが認められるが，ミトコンドリアの結合は感染12時間ごろから始まる。観察結果からクラミジアの増殖過程は次のようにまとめられる。①EBは貪食によって細胞内に取り込まれ，貪食胞内で１個のEBはまず１個のRBに形態変化をしたのち，これが２分裂増殖して，IFを経て再びEBへ成熟変換する。②細胞が崩壊に至るまで，クラミジアの増殖のすべての過程は貪食胞に由来し，菌数の増加に伴って拡大してゆく封入体の内部で進行する。③暗黒期の封入体内には増殖中のRBのみが存在し，EBの出現に伴って増殖曲線に認められる感染力の上昇が起こる。すなわちRBは感染性はないが，増殖能を持った菌体である。かくして，この時期に認められたポックスウイルスのB型封入体様の構造物はメタクリレート包埋による人為産物であって，クラミジアとポックスウイルスの封入体には類似性がないことが判明したのである。この結果はクラミジアとウイルスとの本質的な相違を決定づけたと同時に，菌形態の変換やこれに伴う菌体の感染性の有無などの点で他の細胞偏性寄生菌，すなわち細胞質実質中で増殖する *Rickettsia* や *Orientia*，膜で囲まれた封入体内で増殖するがEB→RB変換のような菌形態の変換を伴わない *Coxiella* や *Ehrlichia* などとも一線を画した細菌であることを示している。

Chlamydia trachomatis や *C. pneumoniae* の増殖も，子孫EBの出現による感染性の上昇に至る時間に多少の差はあるが，増殖曲線や菌形態の変換パターンは *C. psittaci* と同様で，基本的な相違はない（図2 b，c）。クラミジア種の相違にかかわらず封入体は感染末期には細胞核を凌駕するほどに拡大し，ついには崩壊して菌体が放出される。しかしたとえ1個のEBから生じた封入体であっても放出される菌体は均一ではなく，EBの他に，多数のRBやIFを含んでおり，そのうちEBのみが新たな感染増殖を繰り返す。これらの知見に基づいてクラミジアの増殖過程の模式図を図5に示した。端的に表現するならばクラミジアとは「菌体の形態的・機能的変換を伴って宿主細胞の貪食胞に由来する封入体内で増殖する細胞偏性寄生性球菌である」と言える。

増殖に伴う封入体の拡大の様相はヒトに病気を起こす3種のクラミジア種，すなわち *C. psittaci*，*C. trachomatis*，*C. pneumoniae* の間に2つの大きな形態的相違点がある。第1の相違点は *C. trachomatis* の封入体はその拡大に伴って宿主細胞核を辺縁部へ圧迫し，内部にグリコーゲンを蓄積することである（図6）。このため封入体はヨード染色で茶色に濃染される。グリコーゲン顆粒の形成はRB内で起こり，形成にあずかったRBはやがて崩壊してしまう。*C. trachomatis* では封入体内の菌体数が他の種に比べ少ないのはそのためと思わ

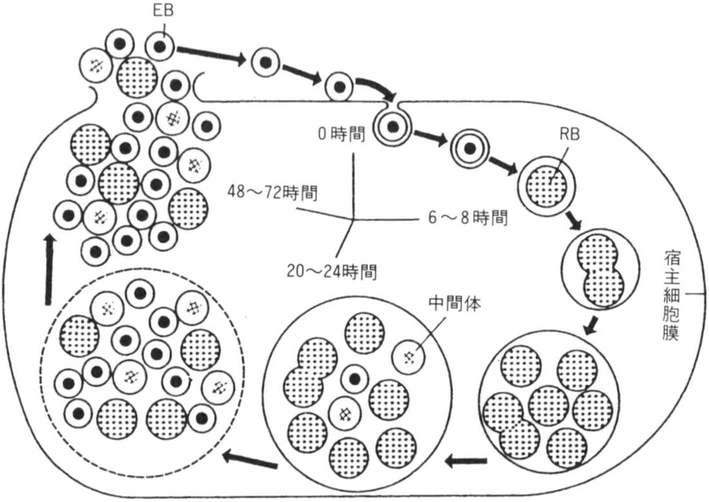

図5　クラミジアの増殖サイクルの模式図
EBの取り込みを0時間とした（松本原図）。

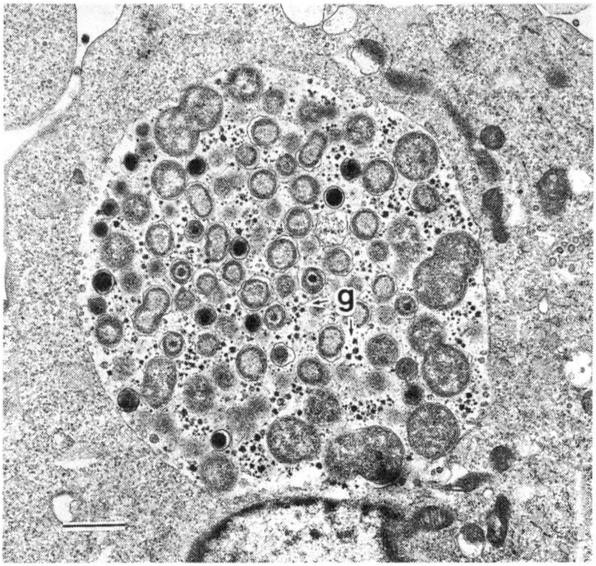

図6　感染32時間後の *C. trachomatis* L2／434／Bu株の封入体
封入体内には多数のクラミジア菌体とグリコーゲン顆粒(g)が散在している。封入体膜へのミトコンドリアの結合はない。スケールは1μm。

れる。封入体のヨード染色は臨床分離株の簡単な種の同定法として利用できる。宿主核の圧迫やグリコーゲンの蓄積は *C. trachomatis* の重要な形態学的分類基準とみなされているが，グリコーゲンの蓄積は *C. trachomatis* の増殖に必須ではないことが最近われわれ（Matsumoto ら 1998）によって明らかとなった。プラック純化法によって *C. trachomatis* でありながらグリコーゲンを欠く封入体で増殖する *C. trachomatis* 株が得られたのである(図7)。興味あることにこれらの株は封入体中心部に崩壊したRBに由来する大きな透明域を形成し，しかも *C. trachomatis* 種が共通に保有している7.5Kbのプラスミドを欠失している。従ってグリコーゲン蓄積や7.5Kbプラスミドの存在は *C. trachomatis* の増殖に必須ではないと結論される。7.5Kbプラスミドを欠失していることは今日広く普及している市販のPCRやLCRキットによる臨床診断に際して問題となるが，これについてはのちに述べる（第9章)。

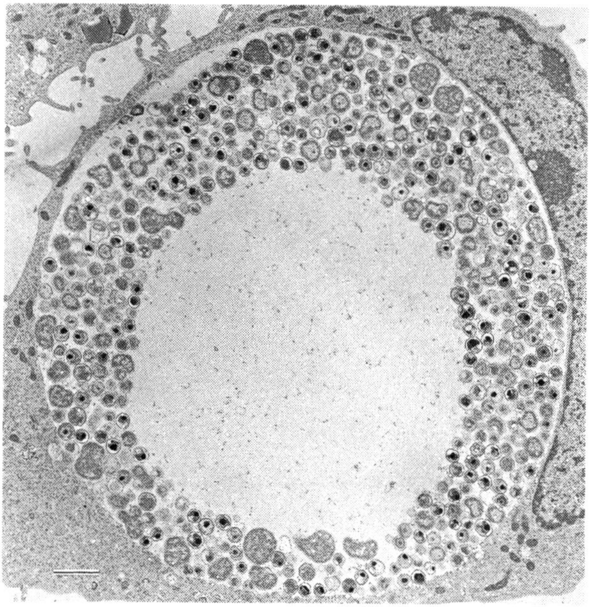

図7　*C. trachomatis* 変異株(グリコーゲン蓄積陰性・7.5Kb プラスミド欠失株）の封入体

封入体中央にゲル上の透明域が形成されている。スケールは1μm。

封入体の形状の第2の相違点は封入体膜への宿主ミトコンドリアの結合の有無である。従来の内外の生化学的研究からクラミジアはATP合成能を欠くと考えられている。特にHatchら（1982）の研究によってクラミジア（*C. psittaci* 6 BC株）は宿主細胞からATPの供給を受け，ADPとして返還する機構を持つことが分かり，クラミジアを「エネルギー寄生体」とみなす概念が強まった。またごく最近ではTjadenら（1999）によって*C. trachomatis*にリケッチアのATP／ADP能動輸送蛋白と類似の2種の蛋白が確認されている。この観点から封入体とミトコンドリアの関係は興味深い。すでに図示したように（図4），*C. psittaci*の封入体膜にはミトコンドリアが結合する。このミトコンドリアの結合はたとえ封入体をそっくり細胞から分離しても離れないほどに強固である。さらにミトコンドリアは感染12時間以降から封入体膜に結合し始め，これはRBの旺盛な分裂増殖期とよく一致する。従ってこの現象はエネルギー寄生体としてのクラミジアの性質をよく反映していると考えられる。しかし，*C. trachomatis*や*C. pneumoniae*の封入体へのミトコンドリアの結合はない（図6，7，8）。増殖曲線（図2）の時間経過で見られるように，3種のクラミジアのうち*C. psittaci*の増殖が最も速いことから封入体へのミトコンドリア結合は速い増殖の一因とみなされている。同時に*C. psittaci*と*C. trachomatis*および*C. pneumoniae*へのエネルギー供給ルートの相違も示唆されているが真偽のほどは明らかでない。以上のミトコンドリア結合に関するわれわれの報告（Matsumoto et al. 1991）は*C. pecorum*が種として確立される以前のもので，この報告で用いたミトコンドリアの結合が起こる*C. psittaci*株の中には現在の*C. pecorum*株(Fukushi and Hirai 1992）も含まれる。それゆえ，封入体へのミトコンドリア結合は*C. psittaci*と*C. pecorum*で起こり，*C. t rachomatis*と*C. pneumoniae*の封入体では起こらないとするのがより適切であろう。

最近，米国NIH（国立衛生研究所）のクラミジア・ゲノム・プロジェクトによって，*C. trachomatis*（Stephensら 1998）および*C. pneumoniae*（Fennerら 1999）のゲノムの全塩基配列が相次いで明らかになった（Stephens : http : //violet.berkeley.edu.4231/,Fenner : fenner@socrates.berkeley.edu）。これによるとクラミジアを単純にエネルギー寄生体とする考え方は再考を要すること

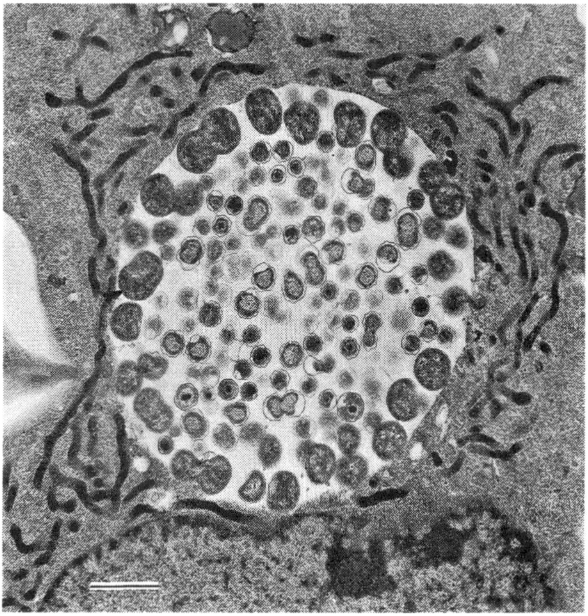

図8　感染48時間後の *C. pneumoniae* KKPN-1株の封入体
封入体近傍に多数のミトコンドリアが散在しているが，封入体膜への結合は認められない。スケールは1 μm。

になる。確かにATP／ADT変換酵素を支配する遺伝子群が存在して，従来のエネルギー寄生体との考えを支持してはいる。しかし一方ではATP合成に関連する遺伝子群が存在しており，その結果単純にATP／ADP変換によるエネルギー寄生体とみなすことに疑問符が打たれたのである。

主な参考文献

多村　憲，岩永美比子，東　昇：Meningopneumonitis virusの浮遊培養L細胞内増殖に関する生化学的研究．ウイルス11：386-393，1961．

Fukushi, H. and K. Hirai : Proposal of *Chlamydia pecorum* sp. nov. for Chlamydia strains from ruminants. Int. J. Syst. Bacteriol. 42 : 306-308, 1992.

Hatch, T. P., E. Al-Hossaing, J. A. Silverman : Adenosine nucleotide and lysine transport in *Chlamydia psittaci*. J. Bacteriol. 150 : 662-670, 1982.

Higashi, N. : Electron microscopic studies on the mode of reproduction of trachoma virus and psittacosis virus in cell cultures. Exp. Mol. Pathol. 4 : 24-39, 1965.

Matsumoto, A., H. Bessho, K. Uehira and T. Suda : Morphological studies of the association of mitochondria with chlamydial inclusions and the fusion of chlamydial inclusions. J. Elctron Microsc. 40 : 356-363, 1991.

Matsumoto, A. : Isolation and electron microscopic observations of intracytoplasmic inclusions containing *Chlamydia psittaci*. J. Bacteriol. 145 : 605-612, 1981.

Miyashita, N., Y. Kubota, M. Kimura, M. Nakajima, Y. Niki, R. Soejima and A. Matsumoto : Characterization of a *Chlamydia pneumoniae* strain isolated from a 57-year-old man. Microbiol. Immunol. 38 : 857-864, 1994.

Molder, J. W., T. P. Hatch, C. -C. Kuo, J. Schachter and J. Storz : Genus 1, Chlamydia Jones, Rake and Stearns 1945, 55AL *in* Bergey's Manual of Systematic Bacteriology Vol. 1 (N. R. Krieg ed.) Williams & Wilkins, Baltimore, USA, 1984. pp.729-739.

Tamura, A. and N. Higashi : Purification and chemical composition of meningopneumonitis virus. Virology 20 : 596-604, 1963.

Tjaden, J., H. H. Winkler, C. Schwoppe, M. van der Laan, T. Möhlmann and H. E. Neuhaus : Two nucleotide transport proteins in *Chlamydia trachomatis*, one for net nucleoside triphosphate uptake and the other for transport of energy. J. Bacteriol. 181 : 1196-1202, 1999.

第4章

クラミジア増殖の生化学的側面

クラミジアがEB→RB→（2分裂）→IF→EBの過程で増殖することは理解できた。しかしこの過程はいわば形態観察で得た単なる現象である。ではEBはどんな機序で細胞に取り込まれ，増殖後にどんな機序で放出されるのだろうか。内外の膨大な文献をもとに考察し，何が判明し，何が未解決かを整理しておくことは無駄ではないだろう。

EBはまず静電的に宿主細胞表面に吸着する。あらかじめヘパリンや硫酸デキストランなどのポリアニオン物質で細胞を処理しておくと吸着が阻害される。逆にDEAEデキストランのようなポリカチオンで処理すると吸着は促進される。一時期，臨床材料からクラミジアを分離する際に細胞のDEAEデキストラン前処理が行われていたのはこのためである（DEAEデキストランは細胞毒性が強く，そのコントロールが容易でないので最近ではこれによる前処理はあまり行われていない）。次いで宿主細胞のレセプターとの強固な結合が起こる。レセプターは易熱性，トリプシン感受性の物質であることが分かっているが，クラミジア種や株によって実験的にばらつきが多く本体はいまだに不明である。貪食されつつあるEBの表面と細胞膜との間に認められる微細な架橋構造（図3a）はレセプターとEB表面の吸着素（第5章5－1）の結合とみなされる。貪食はフッ化ナトリウム，シアン，ジニトロフェノールなどの宿主細胞のエネルギー代謝阻害物質や，サイトカラシンD，ビンブラスチンなどの細胞骨格合成阻害剤で阻止されるが，クラミジア蛋白の合成阻害剤（クロラムフェニコールやテトラサイクリンなど）でEBを前処理して細胞に接種しても貪食は阻止されない。従ってEBの取り込みは宿主エネルギーに依存し，かつミクロフィラメント依存的な貪食作用であると言える。しかし通常，活発な貪食活性を示さない培養細胞や生体内の侵入門戸である粘膜上皮細胞が直径0.3ミクロン前後のEBをなぜ積極的に貪食するのだろうか。これに関してごく最近魅力的な仮説が提出された。*Salmonella* の細胞侵入と関連して発見されたcontact-dependent secretion もしくはsecretion typeIIIに基づいた説であるが，これについては後に述べる（第5章5－3）。

貪食後1～2時間後にはクラミジアの形態はEB もしくはIF様（図3 b）である。これらを回収して細胞に再接種してももはや感染は起こらず，本来物質透過性に乏しいEB外膜の主要な構成蛋白MOMP（major outer membrane protein）の分子内に変化が起こっていることが見いだされている。MOMPの分子内変化はおそらく貪食胞内の何らかの還元作用によるもので，MOMPのポーリン作用の発現と考えられている（第5章5－1）。この変化と平行して外膜の脂質含量が急激に低下して物質透過性が高まることも見いだされている。EB→RB変換を形態的にとらえ得るのは感染後6～8時間（種，株により異なる）であるが，この間，貪食胞（初期封入体）はカルシウム濃度に依存したFアクチンによる細胞内移送機序（Majeed ら 1993）によって宿主のゴルジ域に移動し，すでに菌体内ではRNAや蛋白の合成が始まっている。増殖速度が最も速い *C. psittaci* は貪食15分後にはすでに蛋白合成を開始しているという。この最も早期に検出される蛋白は *euo* と名付けられた遺伝子にコードされ，その産物，EUO蛋白が *C. trachomatis* や *C. psittaci* で確認されている。興味あることに *C. psittaci* では感染60分後に *euo* の転写活性は最高となり，8時間後には検出できなくなるが，EUO蛋白量は感染後12時間後に最高に達し，以後減少し，子孫EBの形成時期には検出不能のレベルまで低下する。ではEUO蛋白にはどんな機能があるのだろう。これに関して2つの説が提出されている。1つはKaul ら（1997）によるもので，EUOはEB内の遺伝子DNAに結合しているヒストン様蛋白（Hc 1）の分解酵素であり，EUOの発現によって，Hc 1が結合して休眠状態にある遺伝子を呼び覚ます役割を果たすとする説，これに対してHatch グループ（Zhang ら 1998）による説はEUOがDNAに結合する性質を持っていることをふまえて，これが特殊なDNA結合蛋白であり，転写の選択的な調節因子，換言すればDNAに結合したり，解離したりして遺伝子の転写を調節する蛋白であるとするものである。いずれが正しいのか早期の決着が期待される。

細胞学的一般論として，異物の貪食胞へはリソソームが融合してファゴリソソームとなり，内部のpH低下とリソソームに含まれた多くの加水分解酵素によって，異物は消化される。しかしEB貪食胞へのリソソーム融合は起こらず，貪食胞内のpH低下もない。同様に，分離精製したEB外被（外膜と内膜の複合体。第5章5－1）のみを貪食させた貪食胞へもリソソームの融合は起こらない。これに反して熱不活化EB（56℃，30分加熱する）や多量の抗体を結合させたEBを飲み込んだ貪食胞へリソソームは容易に融合し，これらを消化する。さらに，感染初期にクラミジアの蛋白合成を阻害すると，EB→RB変換が阻止され，やがてリソソーム融合によって菌体は消化される。これらの事実はEB外膜成分（おそらく蛋白）のみならず，感染初期に作られる蛋白がリソソーム融合阻止に働くことを示している。EB貪食胞は早期のごく限られた時期にクラスリンで裏打ちされるが，熱不活化EB貪食胞にはクラスリンの裏打ちはないことが電子顕微鏡観察で判明し，EB貪食胞の膜が，正常な飲食小胞（pinocytotic vesicle）に似ていることが示された。Wyrick一派（1986）は4℃でEBを吸着させた細胞を37℃に戻して一斉に貪食を進行させる方法でクラスリンに裏打ちされたEB貪食胞が，37℃へ戻して1～2時間後にはクラスリンはなくなることを観察した。この結果に基づいて彼女らは初期のEB貪食胞へのリソソーム融合はクラスリンによって阻止されるという仮説を提唱した。事実，クラスリンに裏打ちされた初期封入体が時折観察される(図9)。Wyrickらの説は*C. psittaci*感染初期の観察に基づいたもので，他種クラミジアへ一般化されず，必ずしも受け入れられていなかった。しかし最近NBDセラミド（NBD ceramide）による生体膜蛍光標識を利用した共焦点レーザー顕微鏡観察によって見直されつつある。

NBDセラミドは細胞膜系，特にゴルジ野を介した生体膜の動態解析に広く用いられている。正常細胞の細胞膜をNBDセラミドで蛍光標識すると，細胞膜に入ったNBDセラミドは短時間のうちにゴルジ体に移行し，そこで酵素処理を受けた後，NBDスフィンゴミエリンとして細胞の分泌経路（exocytic

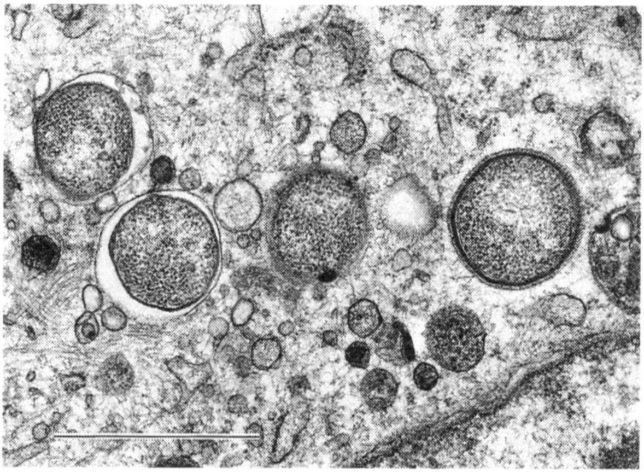

図 9　感染 8 時間後に認められる変換直後の RB
左側の RB を包む貪食胞膜にクラスリンが認められる。
スケールは 1 μm。

pathway）に乗って再び細胞膜へ戻る（Pagano ら 1991），つまり細胞膜の脂質のゴルジ体への移行と分泌経路を通る膜の再利用のサイクルが明らかにされた。この観察法をクラミジア感染細胞に利用した Hachstadt ら（1995，1996）は感染後 1 ～ 2 時間の早期に細胞膜の NBD セラミド標識がゴルジ域を経由して，すでにゴルジ域に達している初期封入体膜に移り，次いで標識のおよそ50％が封入体内のクラミジア菌体に移行する，すなわち宿主細胞膜の再利用サイクルの50％が方向転換してクラミジアに取り込まれてしまうという結果を得た。この結果はクラスリンで裏打ちされ，リソソーム融合をまぬがれた貪食胞－初期封入体－は宿主細胞の脂質や代謝産物の細胞外排出経路の途中にとどまって，ゴルジ野から菌体膜や封入体成分の供給を受けることを示唆している。これはクラミジアの寄生性に関する重要な新知見であろう。

1 個の EB に由来する子孫の感染力，すなわち子孫 EB 数は増殖曲線（図 2）から数100～1000倍になることが分かる。つまり 1 個の EB から変換した 1 個の RB はほぼ10回前後の分裂後，EB になる。どんな機序で RB は分裂を中止して EB に成熟変換するのだろうか。それを制御する菌体内時計があるはずで，先に述べた DNA 結合蛋白 Hc 1 をはじめ宿主細胞からの物質供給能の低下に付随した転写調節因子の経時的産生とDNAのたたみ込みよる転写停止機構が推測されるが，いまだ十分な解答は得られていない。

感染後期には封入体，次いで宿主細胞膜が崩壊し，菌体は放出される。これまで膜崩壊についていくつかの説が提出されたが，実験的に裏付けられたものはない。Moulderら（1976）は多量のEBを培養細胞に接種［細胞1個当たりの接種数をmultiplicity of infection（MOI）という］するとクラミジア増殖を伴わず細胞が早期に死滅することを見いだして，この現象はクラミジアの即時的（細胞）毒性［immediate（cyto-）toxicity］によると報告した。この毒性は変性を起こしていないEB外被や紫外線照射で蛋白変性を起こさないように不活化したEBを多量に取り込ませても発現する。Moulder（1991）はこれがクラミジア菌体表面に分布するリポ多糖体（lipopolysaccharid，LPS。クラミジアのLPSは他の細菌のLPSとは著しく異なる。第5章5－1）の内毒素的作用，つまり極端に高いMOIのEBに接触した，もしくは取り込んだ宿主細胞はLPSの作用によって膜崩壊を起こして死滅すると考えたのである。これを封入体崩壊にあてはめると，感染末期の封入体内に含まれる多数のEBの表面にあるLPSによって封入体膜が崩壊し宿主細胞は死滅することになる。このことを示唆する電子顕微鏡写真がごく最近得られてはいる（図10）。しかしLPSに対する数種のモノクローナル抗体はいずれもEB，RB表面に強く反応することから，RB表面にもLPSが存在することは確実である。さらにRBはしばしば封入体膜と結合する（図8）。それにもかかわらず封入体膜はRBによって崩壊しない。なぜなのだろうか。EBとRBのLPSの量的，質的な相違なのか。あるいはすでに報告されているように末期の封入体膜への糖付加や脂肪酸の組み込みによってLPSに対する感受性が高まるためなのか。これらの可能性は封入体の単なる機械的な破裂の可能性と共にいずれが正しいのか明らかでない。

増殖末期に感染細胞が崩壊して菌体が放出される現象は確かにクラミジアに共通の放出機序である。しかし*C. trachomatis* H血清型とHeLa細胞系の限られた報告ではあるが，増殖末期のクラミジア封入体膜が細胞膜と融合してあたかも細胞の分泌作用（exocytosis）のような機序で宿主細胞は死滅すること

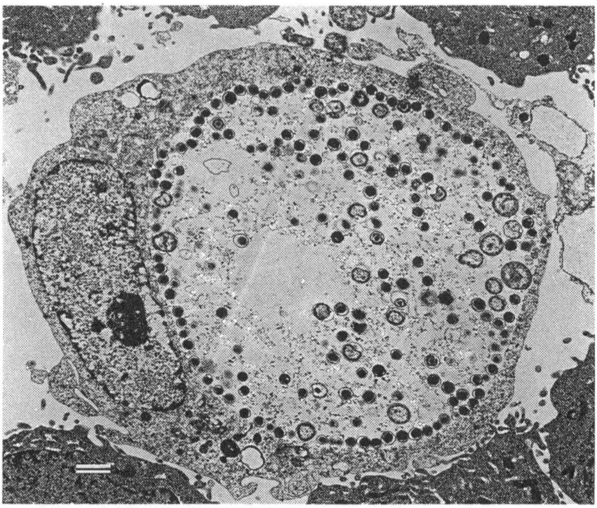

図10　感染48時間後の *C. trachomatis* D／UW 3 ／Cx 株の封入体

封入体膜に多数の EB が結合し，宿主細胞の密度は周辺の生細胞に比べ著しく低下している。スケールは 1 μm。

なく菌体を放出することが報告されている（Todd and Caldwell 1985)。稀なケースとはいえ生体内で侵襲性の弱いクラミジア株の放出機序として留意すべきであろう。

主な参考文献

久堀智子，相沢慎一：最近表面のニードル状超分子．生物物理39：116-118，1998．

Bavoil, P., A. Ohlin and J. Schachter : Role of disulfide bonding in outer membrane structure and permeability in *Chlamydia trachomatis*. Infect. Immun. 44 : 479-485, 1984.

Hackstadt, T., E. R. Fisher, M. A. Scidmore, D. D. Rockey and R. A. Heinzen : Origins and function of the chlamydial inclusion. Trends Microbiol. 5 : 288-293, 1997.

Hackstadt, T., D. D. Rockey, R. A. Heinzen and M. A. Scidmore : *Chlamydia trachomatis* interups an exocytic pathway to aquire endogenously synthesized sphingomyelin in transit from the Golgi apparatus to the plasma membrane. EMBO J. 15 : 964-977, 1996.

Hatch, T. P., M. Miceli and J. E. Sublett : Synthesis of disulfide-bonded outer membrane proteins during the developmental cycle of *Chlamydia psittaci* and *Chlamydia trachomatis*. J. Bacteriol. 165 : 379-385, 1986.

Hodinka, R. and P. B. Wyrick : Is the intracellular fate of *Chlamydia psittaci* governed by a special mode of entry into host cells? *in* Microbiology-1986 (L. Leive ed.) ASM, Washington, D. C. 1986, pp.86-90.

Ikegami, M. : Multiplication of *Chlamydia trachomatis* in a human seminoma cell line, JKT-1. Jap. J. STD 10 : 133-138, 1999.

Kaul, R., A. Hoang, P. Yau, E. M. Bradbury and W. M. Wenman : The chlamydial EUO gene encodes a histone H1-specific protease. J. Bacteriol. 179 : 5928-5934, 1997.

Kubori, T., Y. Matsushima, D. Nakamura, J. Uralil, M. Lara-Tajero, A. Sukkan, J. E. Galán and S. -I. Aizawa : Supramolecular structure of the *Salmonella typhimurium* type III protein secretion system. Science 280 : 602-605, 1998.

Majeed, M., M. Gustafsson, E. Kihlström and O. Stendal : Roles of Ca^{2+} and F-actin in intracellular aggregation of *Chlamydia trachomatis* in eukaryotic cells. Infect. Immun. 61 : 1406-1414, 1993.

Moulder, J. W. : Interaction of chlamydiae and host cells in vitro. Microbiol. Rev. 55 : 143-190, 1991.

Moulder, J. W., T. P. Hatch, G. I. Byrne and K. R. Kellog : Immediate toxicity of high multiplicities of *Chlamydia psittaci* for mouse fibroblasts (L cells). Infect. Immun. 14 : 277-289, 1976.

Pagano, R. E., O. C. Martin, H. C. Kang and R. P. Haugland : A novel fluorescent ceramide analogue for studying membrane traffic in animal cells : accumulation at the Golgi apparatus results in altered spectral properties of the sphingolipid precursor. J. Cell Biol. 113 : 1267-1279, 1991.

Plaunt, M. R.and T. P. Hatch : Protein synthesis early in the developmental cycle of *Chlamydia psittaci*. Infect. Immun. 56 : 3021-3025, 1988.

Todd, W. J. and H. D. Caldwell : The interaction of *Chlamydia trachomatis* with host cells : ultrastructural studies of the mechanism of release of a biovar H strain from HeLa229 cells. J. Infect. Dis. 151 : 1037-1044, 1985.

Wichlan, D. G. and T. P. Hatch : Identification of an early-stage gene of *Chlamydia psittaci*. J. Bacteriol. 175 : 2936-2942, 1993.

Zhang, L., A. L. Douglas and T. P. Hatch : Characterization of a *Chlamydia psittaci* DNA binding protein (EUO) synthesized during the early and middle phases of the developmental cycle. Infect. Immun. 66 : 1167-1173, 1998.

第5章

クラミジア菌体の構造と生物活性

5－1　EB 外膜の形態と生物活性

すでに述べたように，クラミジアの伝播は EB によって起こり，その感染は EB の細胞への吸着，侵入によって開始される。従って EB の性状，特に外膜の性状を知ることは重要である。

種を問わず，外膜は Manire and Tamura（1976）の方法で高純度で抽出精製できるので，EB の解剖が可能となり，同時に再現性の高い生化学的，血清学的解析が容易になった。彼らの外膜精製法は精製 EB を出発材料とした次の 4 つのステップからなっている。(1)EB 浮遊液と直径0.1mm のガラスビーズを混合して毎秒60～70サイクルで強振する。(2)ガラスビーズを除いた後，この分画から蔗糖濃度勾配遠心（10～50％，8000x　g，60分）で生じる幅広いバンドを回収。(3)DNase，RNase，トリプシンで処理後，(4)表面活性剤 Na-ドデシルサルフェイト（SDS）で処理し，不溶分画を回収する。ここで各ステップの EB 形態を順次再現してみよう（図11)。出発材料として用いた *C. psittaci* の EB は直径0.3ミクロン前後のグラム陰性球菌である。全体的に RB よりも電子密度が高く，厚さ80Åの 3 層性のユニット膜である外膜で包まれ，内部には高密度の偏在性の核とリボソームが充満した細胞質からなる（図11ａ)。内膜は見えない。核には核膜はなく，この切片像から EB がグラム陰性の一般細菌と基本的に同じ形態であることが容易に理解できる。ステップ(2)(3)を経ると核やリボソームなどの内部構造は除かれ，外膜とそれをゆるく裏打ちしている内膜の複合体，すなわち外被が得られる（図11ｂ)。さらにこれを SDS や N-ラウリルサルコシンなどの表面活性剤で処理すると，不溶性分画として外膜が回収される（図11ｃ)。外膜は内部構造を除いても本来の形を維持しており，

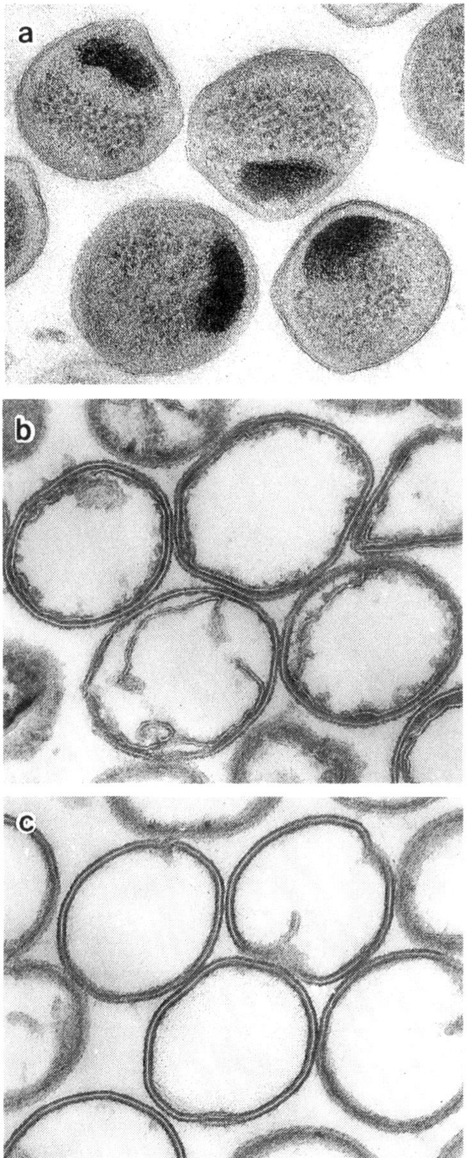

ａ：精製EB。偏在性の核とリボソームが外膜に包まれている。内膜は見えない。

ｂ：EB 外被(外膜・内膜複合体)。核，細胞質が除去され，精製 EB で見えなかった内膜が見える。

ｃ：EB 外膜。内膜が除去されユニット膜の外膜が回収される。

ｂ，ｃはコントラストを増強するために試料をタンニン酸で処理した。スケールは0.1μm。

図11　EB 外膜の抽出ステップで得られる構造

外膜そのものが菌体の形を保っていることが分かる。外膜をシャドウイング法で観察すると，露出した内面に限って六角網目状の規則配列が認められる（図12 a）。しかし，この規則配列はネガティブ染色では外膜全体に認められる(図12 b)。これは染色液が外膜内部に浸透して内面の規則配列がネガティブ染色された結果であり，EB 外膜の内面全体が規則的に配列した構造によって構成されていることを示している。この規則構造は早期の RB 外膜では部分的に認められるが，RB 分裂が進むに従って次第に消失していき，それと平行して RB は物理的に脆弱化するので，外膜の剛性に関連した構造とみなされる。グラム陰性の一般細菌では外膜と内膜の間に1層をなして存在するペプチドグリカン層が菌体の剛性を保つ役割を担っているが，EB にはペプチドグリカンは検出されない。しかし最近 *C. trachomatis* や *C. pneumoniae* ゲノムの全塩基配列の解析からクラミジアがペプチドグリカン合成に関連する遺伝子群をそっくり持っていることが明らかとなった。すなわち遺伝子レベルと生化学的レベルの知見の間に大きな矛盾があることになる。この矛盾点は今後の研究課題である。凍結レプリカ法や増コントラスト処理によって時折グラム陰性細菌のペプチド

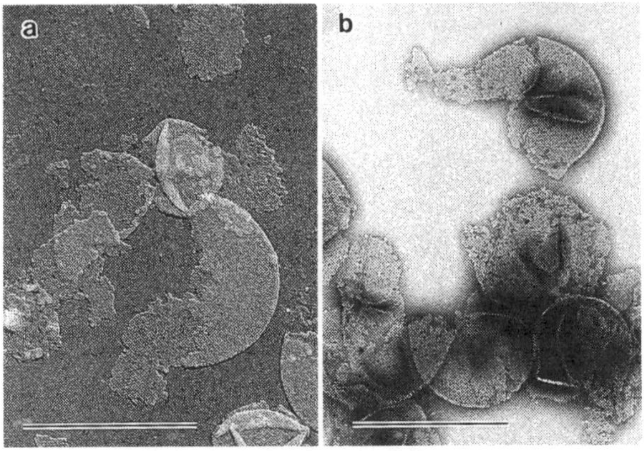

図12　EB 外膜のシャドウイング像とネガティブ染色像

a．シャドウイング像：外膜表面は無構造だが露出した内膜表面に六角網目状の規則配列が認められる。
b．ネガティブ染色像：a で見られた規則配列が染色液の浸透により外膜全体に認められる。
スケールは1 μm。

グリカン層に相当する位置に1層の構造を認めることがあるが，これがペプチドグリカン層である確証は得られていない。

C. pneumoniae の形態については，標準株 TW-183や AR 株の EB は広いペリプラズマ間隙を有し，外膜断面は不規則に波打って，しばしば西洋梨様を呈する。これに反してイランで分離された IOL-207株，フィンランドでの分離株 Kajaani-6，広島での分離株 YK-41，さらにはわれわれの研究グループが分離した KKpn 1～15株の EB は，*C. trachomatis* や *C. psittaci* の EB のペリプラズマ間隙より幾分広い傾向があるが，すべて球形である（図13）。西洋梨様 EB と球形 EB の外膜内面はいずれも規則構造からなっている。規則構造の周期性を調べるために，*C. trachomatis*，*C. psittaci* と共に，由来の異なる *C. pneumoniae* 株の EB 外膜をネガティブ染色して，得られた規則構造の周期をコンピューターによるフーリエ変換で調べたが，両者の間には有意差が認められなかった（表1）。さらに西洋梨様 EB と球形 EB の PAGE パターンにも見るべき相違は見いだせなかった（図14）。これらの結果を比喩的に言えば，西洋梨様 EB は球形 EB と同じ布地で作られた服を着てはいるが，前者の服のサイズは異様に大きいと表現できそうである。このダブダブの外膜をまとうことのメリットは何であろう。Kuo ら（1988）は AR38株 EB の宿主細胞への吸

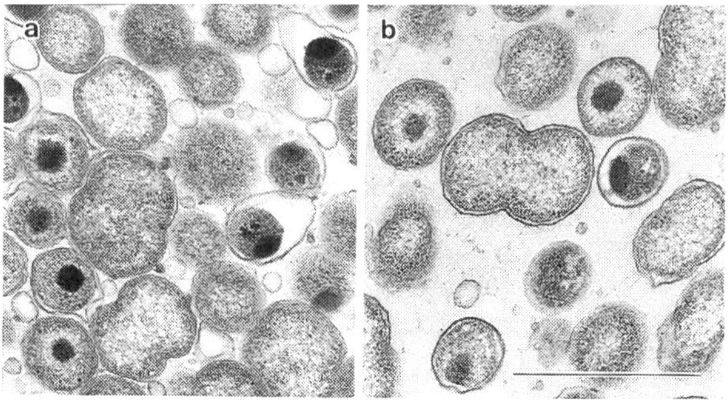

図13　*C. pneumoniae* 菌形態の株間の相違
a．TW-183株。EB 外膜の断面は西洋梨状を呈する。
b．KKpn-15株。EB 外膜の断面は円形を呈する。
IF，RB の形態には株間で顕著な相違はない。
スケールは1μm。

表1　クラミジア EB 外膜の規則配列の周期性

Species	Strain	Mean periodicity ±SD
C. pneumoniae		
round-shape	KKpn-15	179± 8 Å
	KKpn-16	178± 8 Å
	KKpn-1	176± 7 Å
	IOL-207	177± 7 Å
	Kajaani-6	178± 6 Å
	YK-41	176± 8 Å
pear-shape	TW-183	173± 7 Å
	AR-39	174± 8 Å
	AR-388	173± 8 Å
C. trachomatis	L 2／434／Bu	176± 7 Å
C. psittaci	Frt-Hu／Cal 10	175± 8 Å

[a]Periodicity measured from center to center by Fourier transform

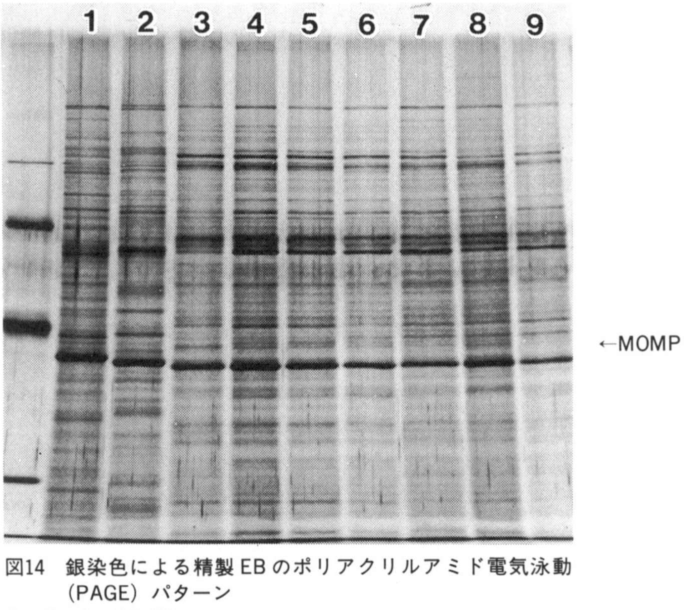

図14　銀染色による精製 EB のポリアクリルアミド電気泳動(PAGE) パターン

1 ：*C. psittaci* Cal10
2 ：*C. trachomatis* L 2 ／434／Bu
3 ～ 9 ：*C. pneumoniae* TW-183, AR-39, IOL-207, Kajaani- 6 , YK-41, KKpn- 1

MOMP の分子量は *C. pneumoniae*（ 3 ～ 9 ）では差がないが，これらと *C. psittaci*（ 1 ），*C. trachomatis*（ 2 ）の間でやや異なる。

着が，不規則に波打って生じた外膜のいくつかの先端部で起こることを観察し，宿主細胞への吸着効率が外膜の柔軟性によって高められると推論した。この考えは培養細胞への吸着で得られた所見に基づくものとはいえ，*C. pneumoniae* の遍在性と共に，著しく高いヒトの抗 *C. pneumoniae* 抗体の保有率の説明に魅力的である。いずれにしても EB 外膜内面は種を問わず，175 Å 前後の周期性を持った六角網目状構造によって構成されていると結論される。

一方，外膜表面には５～８ nm の微粒子の密な配列が認められる（図15)。この微粒子は PAGE で展開された40kDa 位置の蛋白，すなわち MOMP であることが Tam ら（1990）によって明らかになった。EB 外膜は乾燥重量にして全 EB の約13％を占め，蛋白70％，脂質５％と炭水化物からなっており，蛋白の約60％が MOMP である。MOMP の分子量は種によってわずかに異なり，ヒト病原性クラミジア３種間では *C. psittaci* が最も大きく，*C. trachomatis*，*C. pneumoniae* の順に小さい(図14)。EB 外膜は MOMP 以外にも多くの蛋白で構成され，物質透過性の欠如，剛性の保持，宿主細胞への吸着能などの性状を担っている。外膜は表面活性剤に安定で，それゆえに外膜抽出にはこの性質が利用された。しかし表面活性剤と共に２-メルカプトエタノールやジチオスレイトールなどの還元剤で処理すると外膜は溶解する。すなわち外膜構成蛋白の分子内あるいは分子間の S-S 結合を切ると形態が崩れる。このことから外膜の形態維持にはシステイン含有蛋白が重要な役割を担っていることは想像に

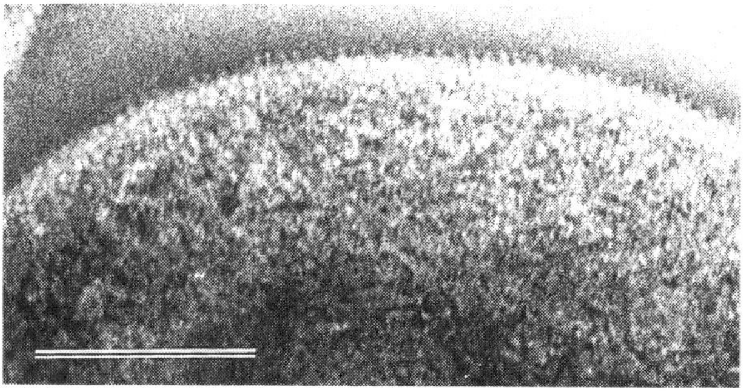

図15　*C. psittaci* Cal10EB 外膜のネガティブ染色像
縁辺部に密に配列した微小粒子が認められる。スケールは0.1μm。

難くない。事実，Hatch ら（1984）は^{35}S システイン標識 EB を PAGE で展開し，外膜構成蛋白（Omp）としてシステイン含有蛋白（cysteine-rich protein, CRP）と呼ばれている60kDa（Omp 2），40kDa（MOMP）および12kDa（Omp 3）蛋白を検出し，それぞれの遺伝子の塩基配列を決定した。*C. trachomatis* の MOMP のシステイン含量は 2 ～ 3 %，Omp 2 は4.5%，Omp 3 は14.7%である。興味あることに MOMP は増殖サイクルの早期から合成され，RB では単量体であるが EB 外膜では 3 量体を形成する。60kDa は RB では単量体として検出できるが EB では 2 量体，12kDa CRP は EB にのみ存在する（表 2）。*C. pneumoniae* EB で検出された98kDa CRP についてはあまりよく分かっていない。これらの CRP は外膜に存在し，EB 外膜の剛性に関連すると考えられるが，その剛性はそれぞれの分子内の S-S 結合によるものではなく，分子間 S-S 結合によるとするモデルが Everett and Hatch（1995）によって提出された。CRP の分子間結合の結果，透過性に乏しく，物理的に強靱な EB 外膜が出来上がるというのである。そして EB 外膜内で 3 量体を形成している MOMP はジチオスレイトールによる S-S 結合の乖離によって透過性が高まるという実験結果や MOMP を人工膜に取り込ませると低分子物質が透過する，すなわち MOMP はポーリン機能を有するという実験結果は貪食 EB 外膜の透過性の亢進が増殖開始のシグナルになるという考えを引き出し，今日に至っている。

C. trachomatis の血清型は18型ある（第 7 章）。この多様性と MOMP の遺伝子解析の結果に基づいて Caldwell 一派（Baehr ら 1988）は MOMP の分子モデルを提出した。これによると分子内のシステインの S-S 結合を介して折りたたまれた MOMP は外膜脂質 2 重層に埋め込まれ，折りたたみによって生

表 2　EB，RB のシステイン含有蛋白

一般名	分子量(KDa)	分子内含有量(%)	EB	RB	結合活性
98KDa 蛋白	98	?	単量体	?	?
Large CRP	85-62	7.2	2 量体	単量体	ジスルフィドイソメラーゼ
MOMP	39.5-41	1.8	3 量体	単量体	?
Small CRP	12-12.5	20.5	単量体	なし	ジスルフィドイソメラーゼ

☆98KDa は *C. pneumoniae* EB 外膜蛋白

表3　*C. trachomatis* の MOMP の性質

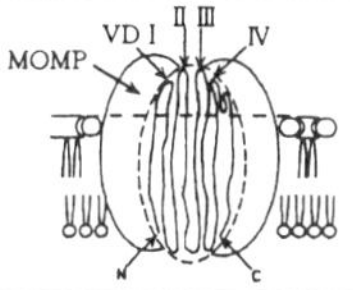

ドメイン	N端末からの位置	抗原性	トリプシン感受性	抗体結合による中和
VD I	64-83	血清型	+	+
VD II	139-160	血清型	+	+
VD III	224-237	?	?	?
VD IV	288-317	種, 亜種, 血清型	+	+

じた4つの領域が表面に露出している。この4領域のアミノ酸配列が血清型を決定しており，N末端から順にVD（variable domain，変異領域）I，II，III，IVと呼ばれている（表3）。彼らの説に従えばEB外膜表面に配列している微粒子（図15）はMOMP 3量体のVD領域ということになる。すでに*C. trachomatis* の18血清型すべての遺伝子の塩基配列も明らかにされたことから，今や臨床分離株の血清型はPCRによる特異領域のDNA増幅とその制限酵素切断パターンによって決定されている。*C. psittaci* や *C. trachomatis* のMOMPが宿主細胞への吸着に機能する蛋白，すなわち吸着素（adhesin）であることは多くの研究の結果からまず間違いない（表3）。しかしクラミジアの吸着はMOMPだけによるとするほど単純ではない。MOMPの他に *C. psittaci* では17〜19kDaあるいは16kDaと30kDa蛋白が，*C. trachomatis* では18kDaと32 kDa蛋白が，*C. pneumoniae* では76kDa蛋白が吸着に関与する。これらはすべてそれぞれの蛋白に対する特異抗体による感染阻止の有無によって得られた結果である。一方，heparan sulfate様のグルコースアミノグリカン（glucosaminoglycans，GAGs）がEBの吸着を阻害し，GAGs分解酵素でEBや宿主を前処理しても吸着が阻害されることから，吸着はGAGを介して起こる現象であるとの報告もなされている（Zhang and Stephens 1992）。これらのデータはクラミジアの吸着が複雑なメカニズムによって起こることを物語っており，まさしくこの複雑さがワクチン作製を困難にしているのである。

PAGEパターン（図14）に見られるようにEBは多数の蛋白で構成されている。しかしこれらすべての性状が明らかにされているわけではない。われわれの解析結果を含めて，これまで明らかにされたEB蛋白を一括して表にまとめてみた（表4）。

表４．クラミジア菌体に含まれる蛋白

molecular weight (kDa)	site	species confirmed／antigenic specificity
160 (RNA polymerase β1)	cytoplasm	*C. trachomatis*
155	surface	*C. trachomatis*
100 (cysteine rich)	surface	genus common
98	surface	*C. pneumoniae*
*94	surface	*C. psittaci*
90, 75, 65 (stress proteins)	cytoplasm	*C. trachomatis*
*73 (ribosomal protein S1)	cytoplasm	*C. pneumoniae*
62-58 (cysteine rich)	outer memb.	*C. trachomatis* *C. psittaci*
*60 (stress protein)	cytoplasm	*C. pneumoniae*
*53 (SDS soluble)	surface	*C. pneumoniae*
*51 (SDS soluble)	outer memb.	*C. pneumoniae*
*46 (SDS soluble)	outer memb.	*C. pneumoniae*
*43 (SDS soluble)	outer memb.	*C. pneumoniae*
40 (MOMP, cysteine rich)	surface	genus, species, subspecies, strain specific
32-30 (TritonX-100 soluble)	surface	*C. trachomatis*
28 (encoded in 7.5 kb plasmid)	outer memb.	*C. trachomatis*
22 (histon H1 like)	ucleus	*C. trachomatis*
*18	surface	*C. psittaci*-subspecies specific
16-15 (cysteine rich)	outer memb.	*C. trachomatis*-strain specific
12.5-12 (cysteine rich)	outer memb.	*C. trachomatis* *C. psittaci*
LPS	surface	genus common

＊印はわれわれのデータによる（Iijima ら 1994)。

クラミジア菌体表面には多くの蛋白と共にリポ多糖（LPS）も分布していることはすでに述べた。一般のグラム陰性細菌のLPSは外膜脂質2重層の外葉に埋まったリピドAと呼ばれる高分子脂質から表面に向かって延びたコア多糖部分とO側鎖と呼ばれる多糖部分で構成され，菌体表面の抗原性すなわちO抗原はO側鎖の糖配列によって決定されている（図16）。コア多糖部分のリピドA結合部にはケトデオキシオクトン酸（KDO）やヘプトースが連なっている。これに反してクラミジアのLPSは*Salmonella*や*Acinetobacter*のKDOと化学構造，抗原構造が極めて類似しており，クラミジアのLPSに対する抗体はO側鎖やコア多糖部分を欠失した菌体（Re変異株）と反応する。しかしRe変異株は自然界に棲息できず，これによる感染症もないため，サルモネラ感染症患者の血清がクラミジア菌体と交差反応を示すことはないと説明されている（Nurminenら 1983，1984）。

LPSはクラミジア属共通抗原であり，その抗原産生をもたらす酵素はLPS前駆体に作用するKDO転移酵素で，*gseA*と呼ばれる遺伝子にコードされている（Bradeら 1987）。大腸菌でこの遺伝子を発現させるとクラミジア属抗原が大腸菌の表面に発現する（Nano and Caldwell 1985）。生体内では感染の

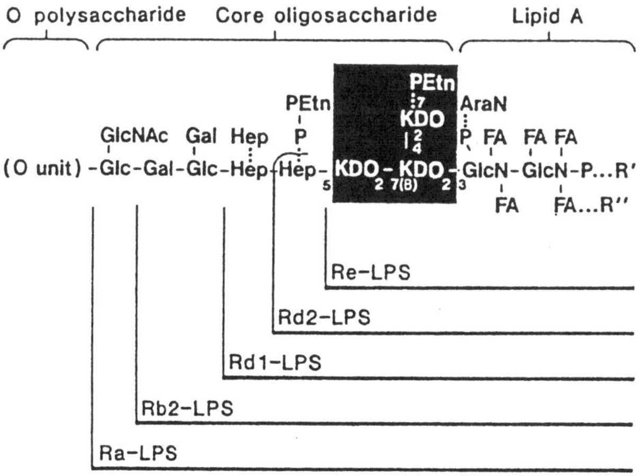

図16　LPSの化学構造

クラミジアのLPSはリピドAに連なるKDO領域で，グラム陰性桿菌のRe-LPSに相当する（Nurminenら 1983より引用）。

比較的早期に抗 LPS 抗体が出現し，抗体と反応した LPS は菌体から離脱することが知られているが（Birkland ら 1989），感染過程や増殖サイクルにおける LPS の役割は不明である。

5－2　クラミジアの特異的構造－表面突起

筆者はクラミジア属の菌体表面に特異な突起が存在することを見いだし，個々の突起と菌体内の構造との関連を初めて明らかにした（Matsumoto 1970～）。この解析に要した実験戦略を述べてみたい。

感染後期の *C. psittaci* Cal10株の封入体を凍結レプリカ法（液体中の試料を瞬間的に凍結して，真空中で割断し，その割断面に金属蒸着して蒸着膜をレプリカ膜として回収する方法）で観察するとクラミジア菌体は凸面と凹面に割断される。凸面には多数の微粒子が認められるが，凹面には微粒子のない滑らかな面にしばしばおよそ50nm 間隔で六角状に配列したボタン様の孔様構造（B 構造もしくはクレーター）が部分的に分布する（図17）。しかし RB と思われ

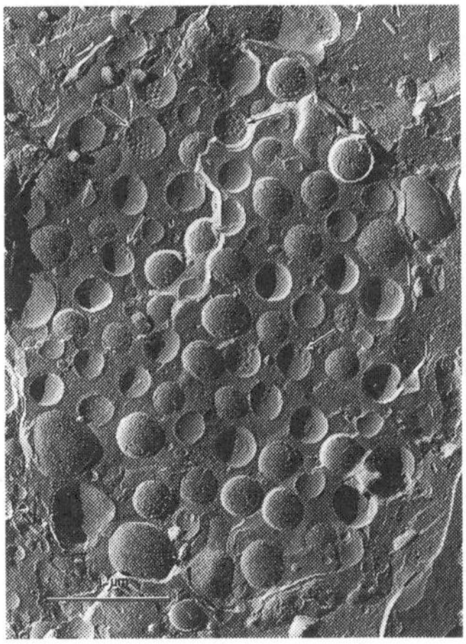

図17　感染40時間後の *C. psittaci* Cal10株封入体の凍結レプリカ像

矢印は EB 凹面のクレーターを示す。スケールは 1 μm。

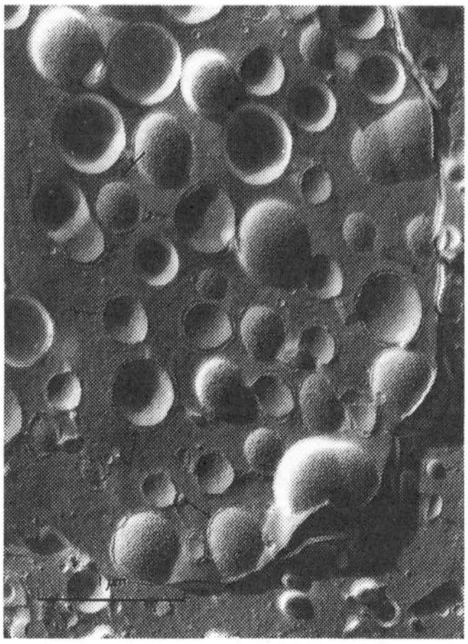

図18　感染18時間後の *C. psittaci* Cal10株封入体の凍結レプリカ像

菌体はすべて RB であり，クレーターは認められない。スケールは 1 μm。

る菌体の凹面にはクレーターはなく，またEB形成前のRBのみを含む封入体にもクレーターを持った凹面は認められない（図18)。一方，同様の方法による精製EBのレプリカではクレーターを持つ凹面と微粒子に覆われた凸面が得られる（図19)。クレーターが分布する滑らかな凹面はエッチング（割断後，

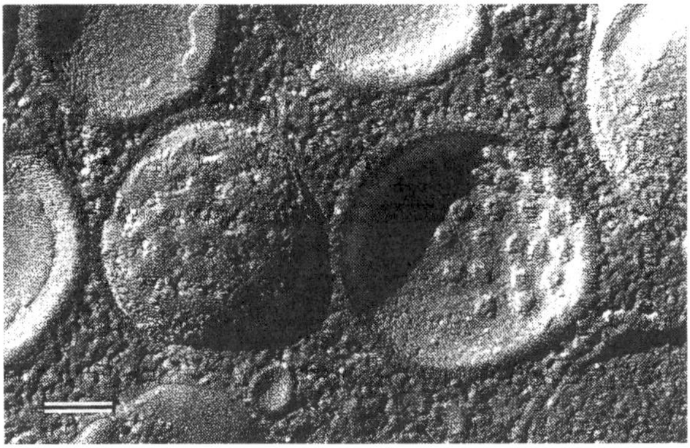

図19　*C. psittaci* Cal10株精製EBの凍結レプリカ像
右側凹面にはクレーターが，左側凸面にはクレーターと同様の配列パターンを示す16nm粒子が認められる。スケールは0.1μm。

割断面の氷を昇華させてレプリカにとる方法）によって外膜内面の六角網目状の規則構造が見えてくるので，凹面は外膜内面とみなされる。一方，凸面の微粒子の多くはランダムに分布しているが，直径約16nmの粒子はクレーターと同じ中心間距離で六角状に分布し，凹面状のクレーターと凸面状の16nm粒子は本来相補的な位置関係，すなわち同一構造体が割断によって2つに分かれた構造であるとみなされる。EBの切片像にはクレーターも16nm粒子も認められなかった（図11a)。これはなぜだろう。切片の電子顕微鏡観察で「観察できない」という場合には常に2つの理由を考慮すべきである。1つは，本来構造が存在しない場合，もう1つはたとえ存在しても電子散乱力が微弱であれば，あるいは隣接した他の構造との間にコントラストがなければ像としてとらえ得ないという電子顕微鏡の像形成に関る理由である。この問題の解決のために，タンニン酸やルテニウムレッドで増コントラスト処理した結果，一般的切片製

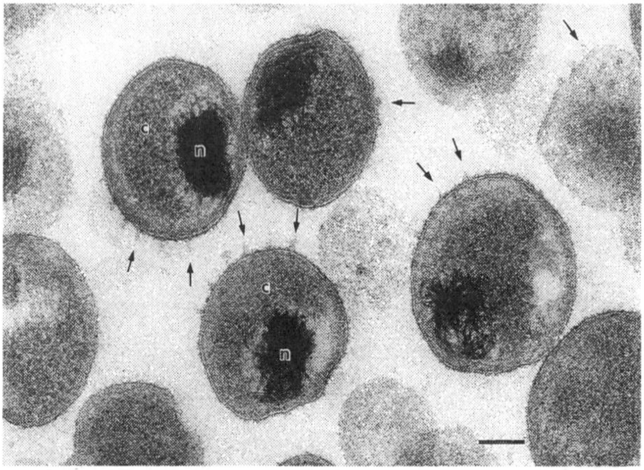

図20　ルテニウムレッドで増コントラスト処理した精製 EB の切片像

表面突起（矢印）は偏在する核の遠位表面に分布している。
スケールは0.1 μm。

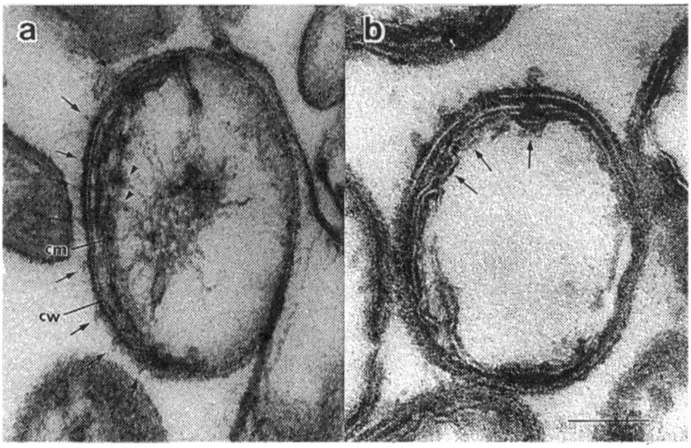

図21　凍結融解と RNase，トリプシン，DNase 処理した *C. psittaci* Cal10EB

a．RNase，トリプシン処理し，リボソームを除去した EB。残存する DNA の塊から突起（矢印）の基部へ DNA 線維が伸長，結合している。

b．a に続いて DNase 処理で DNA を除去して得た EB 外被。突起基部が内膜陥入部に結合している（矢印）。

スケールは0.1μm。

作法では観察できなかった突起を観察できた(図20)。興味あることに突起は偏在する核の遠位表面に分布する。また精製EBの走査電子顕微鏡観察で得た多数のEB像の統計的解析によって *C. psittaci* Cal10EBには平均18本，*C. psittaci* Izawa-1株EBには22本が1群をなしていることが判明した。突起と内部構造との関係はどうであろうか。凍結融解で穏和に壊したEBをRNaseとトリプシンで処理すると，核を含む外被が得られる（図21 a）。注目すべきは突起が外膜を通り細胞質膜に達し，その位置に核から伸長した紐状構造，すなわちDNAが連絡していることである。この分画をDNaseで処理して得られた外被では突起は明らかに基部でポケット状に陥入した細胞質膜と結合し，外膜を貫いて表面に突出している（図21 b）。この所見は当然のことながら外膜に突起が貫通する孔の存在を予想させる。事実，分離外膜には六角状に分布する小孔が認められ，各々の小孔はローテーション法(rotation technique，回転対象性を持った構造を回転軸を中心に重ね焼きすると，対象性と回転角が一致した場合にのみ鮮明な像が得られる写真技術）によって9個のサブユニットで構成されていることが判明した（図22)。一方，凍結ディープエッチング法（凍結試料深部の構造をレプリカにとるため，割断後，氷を著しく昇華させる方法）で露出した真のEB表面には突起群が観察されるが，個々の突起は9個のサブユニットで形成されたフラワー様構造の中心から突出している

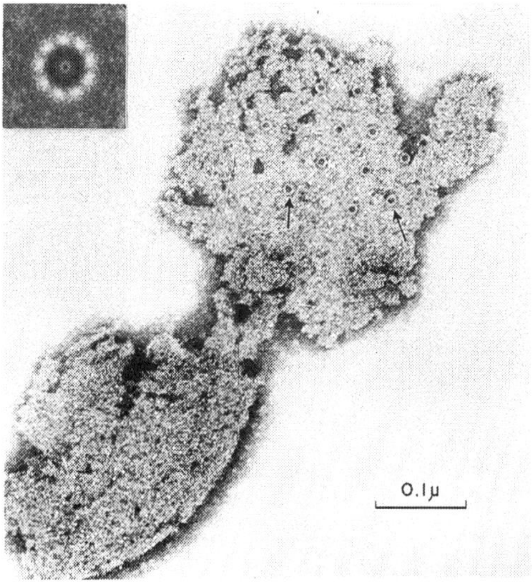

図22　断片化した *C. psittaci* Cal10株EB外膜のネガティブ染色像
六角状に配列した外膜小孔（矢印）とローテーション法による9個のサブユニットで形成されている小孔像（挿入図）を示す。

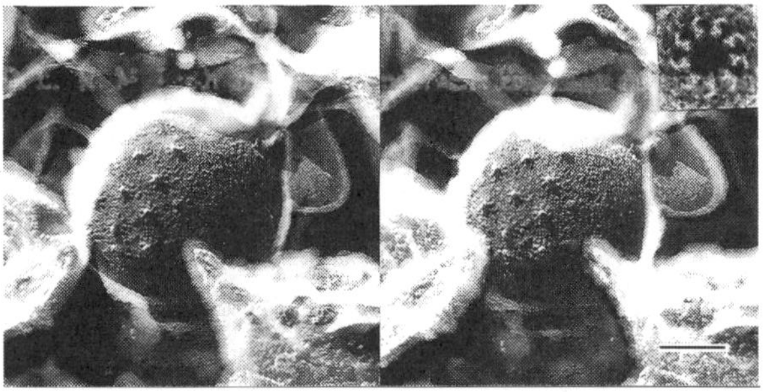

図23　ディープエッチング法で露出した *C. psittaci* Cal10 EB表面の突起像
突起基部のフラワー様構造はローテーション法で9個のサブユニットからなることが分かる（挿入図）。スケールは0.1μm。

（図23)。ここに至って個々の突起は基部で細胞質膜と結合し，9個のサブユニットで形成された外膜小孔を通って表面に突出し，基部が結合した細胞質膜には核から細胞質を通って伸長したDNA分子が結合しているというモデルが出来上がったのである（図24)。外被には突起があり，これはしばしば外膜小孔から離脱する。このことは外膜の小孔を確認できれば，たとえ突起そのものを見なくても突起の存在を知り得ることを意味している。同時に細胞質膜を可溶化すれば突起は外膜小孔から容易に離脱することを思わせる。これをヒントに多量のEBから調整した外被を材料としてTriton X-100処理で得た可溶分

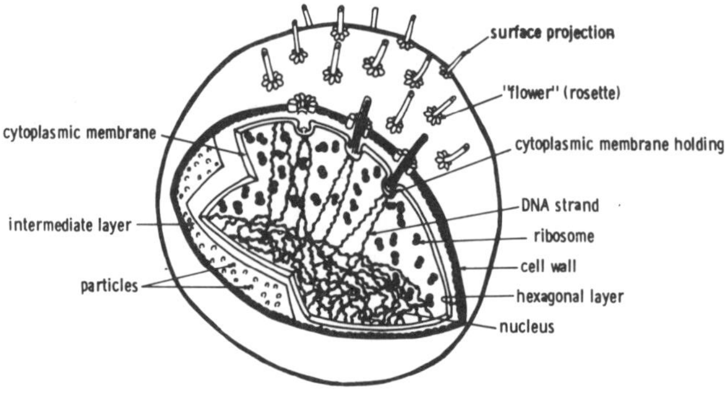

図24　電子顕微鏡レベルで描かれたEB模型図

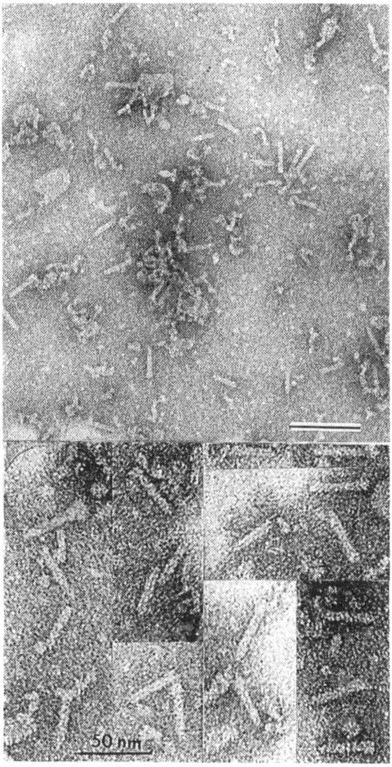

図25　抽出された表面突起のネガティブ染色像

上パネルのスケールは0.1μm。下パネルは強拡大像。個々の突起が微小なサブユニットからなり，長軸に染色液の侵入を認める。

画の蔗糖濃度勾配遠心で突起の回収を試みたところ，低純度ながら突起分画が得られた（図25)。突起は長さ45nm，外径６nm，しばしば数本が細胞質膜断片で連なって回収される。突起を長時間ネガティブ染色液中におくと長軸に沿って染色液が浸透することから円筒構造であると考えられる。電子顕微鏡像から突起はおそらく蛋白サブユニットの螺旋状配列によって形成されているものと考えられるが，得られた突起分画が低純度のため残念ながら特異抗体の作製や構成蛋白の分子量の特定に至っていない。突起精製を進めるためには出発材料となるEBのさらなる量産を要するものと考えられるが，一方，突起数の多いクラミジア株の選択も重要と思われる。これに関連してプラック純化によって得たグリコーゲン蓄積，7.5Kbプラスミド共に陰性の *C. trachomatis* 株のうち，Ct D-９-３株とその親株Ct D-12N株のEBについて検討したところ次のような結果を得た(図26)。(1)Ct D-12N株EBには24～32本，Ct D９・３株EBには少なくとも70本以上の突起がある。(2)親株，変異株共に突起が貫いている外膜小孔は８個のサブユニットで構成されている。いまだにEB１個当たりの平均突起数を決定するまでには至っていないが，Ct　D９・３株は突起の分離に好適な材料を提供するように思われる。また外膜小孔のサブユニット数が *C. psittaci* で決定された９個と異なるが，これが種の違いによるものかどうか形

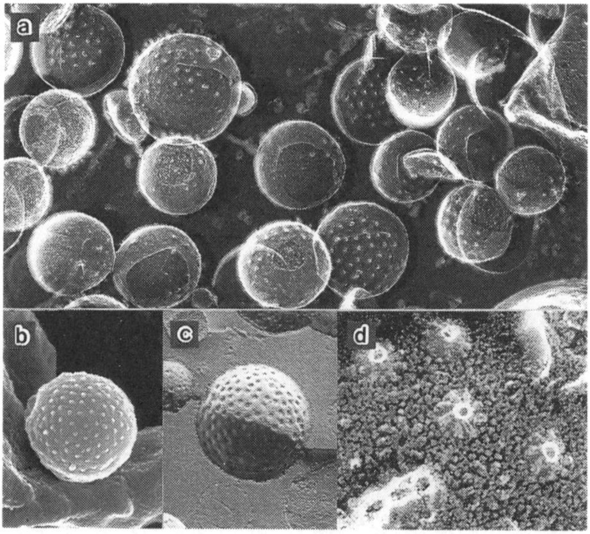

図26　*C. trachomatis* D-12N 株と D-9-3 株の EB の表面突起
a．D-12N 株 EB のディープエッチングレプリカ像。
b．D-9-3 株 EB の走査電子顕微鏡像。
c．D-9-3 株 EB の凍結レプリカ像。
d．D-12N 株 EB のディープエッチングによるフラワー構造。
スケールは0.1μm。

態学にたずさわる者として大いに興味あるところである。

5－3　RB の構造

RB は増殖性の菌体である。EB に含まれる DNA と RNA の比がほぼ1：1であるのに対し，RB の RNA 含有量は大きく，DNA 量のほぼ3倍に達し，また外膜の物質透過性が高くなっており，EB で折りたたまれて核を形成していた DNA は細胞質に展開し，蛋白合成やゲノムの複製が頻繁に行われていることがうかがえる。しばしば二分裂像も観察されるが，いずれの相においても RB に感染性は認められない。これらの性状から RB は細胞内に適応した菌体であると言える。子孫の EB が形成される前に感染細胞（図4-a）を穏和な方法で壊して RB のみを精製できるが，物理的に脆弱なため RB の純度は EB の純度ほどには高くない。しかし細胞由来の膜成分を溶解できる0.25%SDS

でもRB外膜は溶解しないので高純度で回収することができる。こうして回収されたRB外膜はEB外膜に見られるCRPが欠落しており，また分子間S-S結合が乏しい（表2）。これがRB外膜が脆弱である理由とみなされている。またEB外膜の沈降密度（g/cm³）が1.295であるのに対して，RB外膜では1.395と大きく，これはRB外膜の脂質含量がEB外膜より少ないことによる。EB外膜の脂質含量は5％だが，感染60分後には半減し，菌体は超音波処理やDNase処理に対する感受性が高まる。このようなEBとRBの外膜の性状の違いはEB→RB変換が菌体内部の変換のみならず，外膜にも起こることを示している。形態的にもRB外膜はEB外膜と著しく異なり，膜内面を構成する六角網目状の規則構造がなく，直径約30Åの微小粒子で構成されているように見える（図27）。しかし感染の初期には，RB外膜の一部にも規則構造が認め

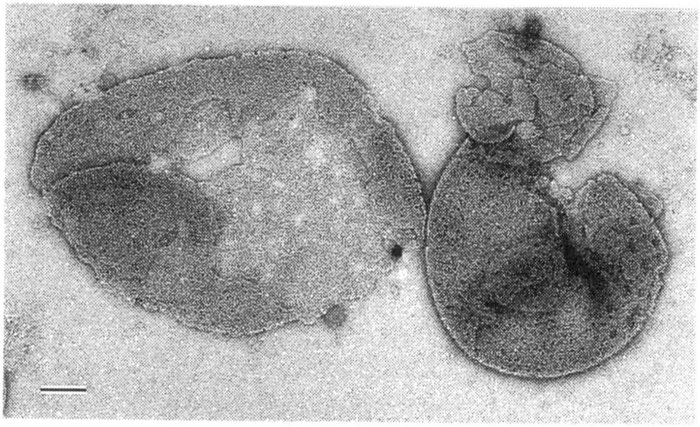

図27　*C. psittaci* Cal10株のRB外膜とEB外膜のネガティブ染色像

RB外膜は感染後18時間，EB外膜は精製EBから別個に調整したのち，両者を混合した。EB外膜の規則構造はRB外膜にはない。スケールは0.1μm。

られることがある（図28）。このような部分的な規則構造は感染が中期に進むにつれてRB外膜から次第に消えていく。すなわちRBの増殖によって，EB外膜特有の規則構造は次第に薄められてゆくのである。このことはRBの外膜は元からあったEB外膜に組み込まれるように形成されてゆくことを示しており，増殖開始に先立って菌体がEBの硬い外膜を脱ぎ捨てて分裂可能なRBに

変わるという古典的な説（Tajima ら 1959）は完全に否定された。しかしEB外膜のどんな領域に，新しく合成されたRBの外膜成分が組み込まれてゆくのか明らかでない。

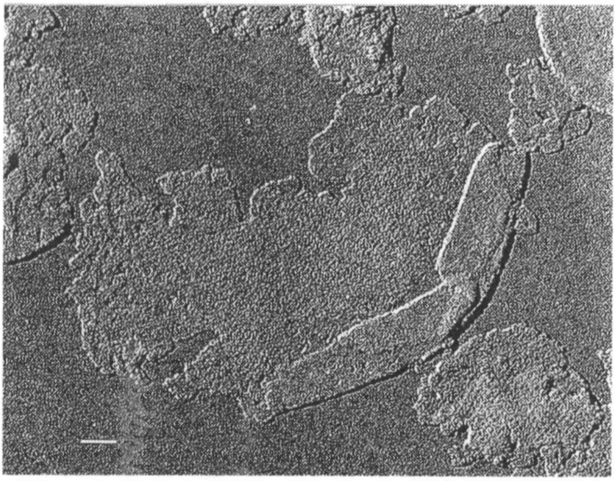

図28　*C. psittaci* Cal10株 RB 外膜のシャドウイング像
外膜内面の一部に規則構造が認められる。
スケールは0.1μm。

RBもEB同様，表面突起を持っている。しかし凍結レプリカ法ではRBの割断凹面にクレーターは認められない（図18)。これはEBが常に外膜内面を露出するように割断されるのに反して，RBでは常に細胞質膜が割断され，両者の割断によって露出する面が異なるためであると考えられる。すでにEB外膜で観察したように外膜小孔には突起が存在している。従ってRB外膜にEB外膜小孔と同様の小孔があれば，それはRBに突起があると言える。実際に精製RB外膜に小孔が認められた（図29)。RBは分裂増殖するから突起の数すなわち外膜小孔の数が変動することが予測される。そこで感染後10，15，20時間のRB外膜につ

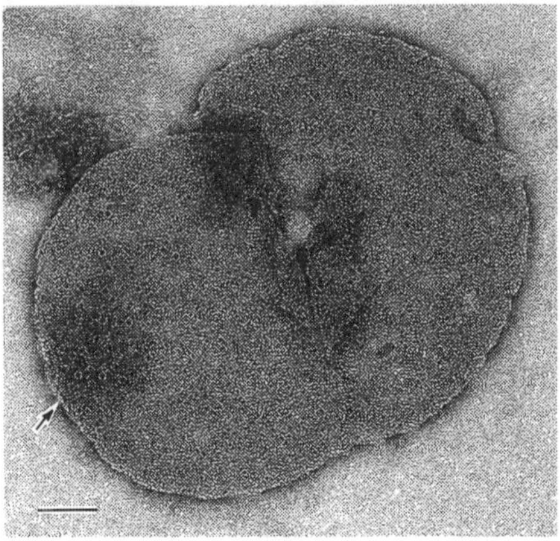

図29　分裂中の *C. psittaci* Cal10株 RB の外膜のネガティブ染色像
多数の小孔（矢印）があるが，外膜が重複しているため，配列パターンの規則性は明らかでない。
スケールは0.1μm。

いて小孔数を計測したところ，10時間の外膜に平均44．７個あった小孔が，15時間で29．4個，20時間で20．4個と，EBが形成される時期に近づくにつれて，EBの突起数は18本に近づくことが分かった（図30）。しかし突起や外膜小孔がどのように形成されるのかいまだに不明である。

RBは封入体膜にしばしば接着して観察される（図４ａ，８）。この接着は，RBが増殖に必要なあらゆる物質を宿主細胞に依存していること，すなわちクラミジアの偏性寄生性と関連する現象であると推測された。そこで感染19時間のRBだけを含む封入体の分離を試み，RBと封入体膜の接着状態を検討したところ，「封入体膜に接着したRBの突起は封入体膜を貫通している」という極めて興味深い成績が得られた（図31）。ここで観察されたRBの突起像はまさしく分裂開始前の初期RBに認められていた櫛状構造（図３ｄ）であり，突起を介した接着が感染早期に起こることを示している。凍結レプリカ法によると封入体膜を貫通した突起は細胞内の封入体，分離精製された封入体いずれにおいても極めて滑らかな膜面に30～50nm間隔で多少不規則な六角状に配列した粒子集団として認められる（図32）。これらの観察からRBは突起によって宿主細胞質と直接連絡していることが判明した。一方，われわれは微速度ビデオ撮影によっ

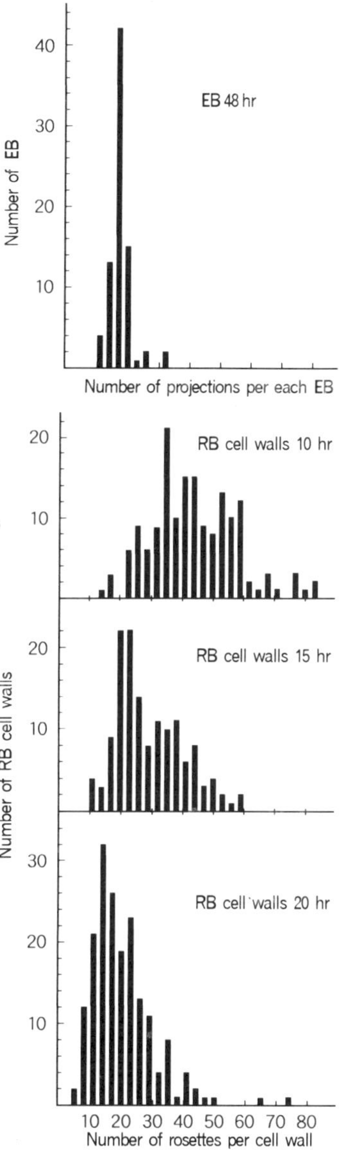

図30　*C. psittaci* Cal10株EB突起数とRB外膜小孔数の推移
感染10時間後の小孔数は20時間後には減少し，EB突起数に近づく。

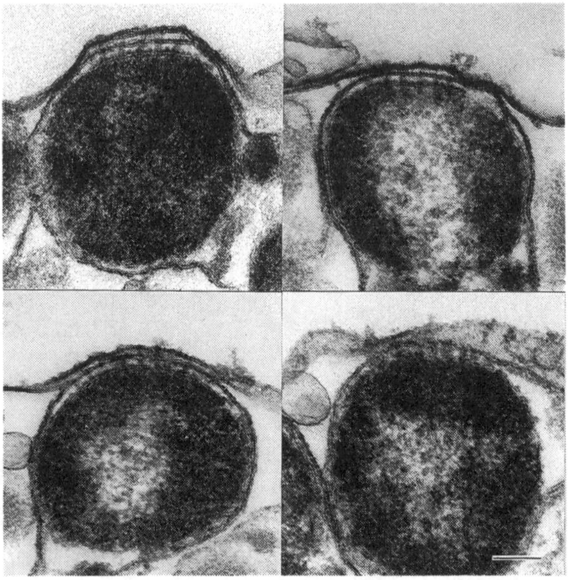

図31　分離封入体に認められる *C. psittaci* Cal10株 RB と封入体膜の結合
各々の RB の突起は封入体膜を貫いている。スケールは0.1μm。

て封入体内の *C. trachomatis* 菌体が封入体膜に接着したり離れたり，活発な運動を繰り返していることを見いだした。さらにこの運動は，標本を乾燥させなければ，メタノール固定，ギムザ染色を施した封入体内でも観察できることから菌体の生死に関係ないブラウン運動とみなされる。これらの観察結果をまとめると，クラミジア菌体はブラウン運動によって封入体膜と突起を介して接着し，直接的に宿主の細胞質と何らかの物質交換を行っているという推論に行きつく。

では突起はどんな機能を果たしているのだろうか。EB, RB 共にクラミジア属細菌はすべて突起を持っていることから突起には重要な機能があるに違いない。残念ながらいまだに確固たる結論は得られていないが，いくつかの可能性が考えられる。(i) EB は宿主細胞へ貪食されると RB に変換する。どんな機序で EB は増殖に適した環境を認知するのか。確かに MOMP のポーリン機能の

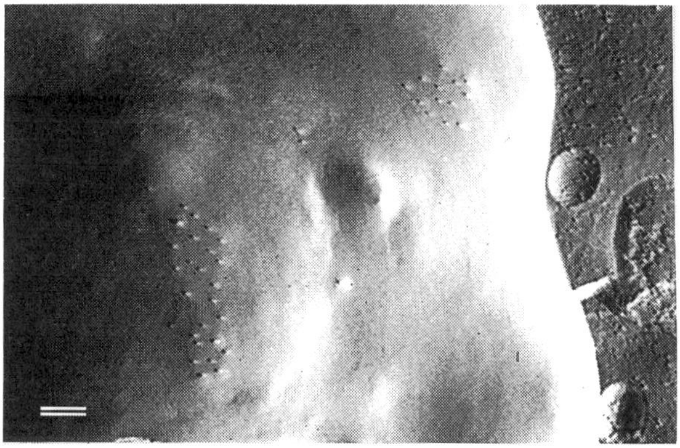

図32　*C. psittaci* Cal10株感染18時間後の封入体膜の凍結レプリカ像
集団をなして封入体膜を貫いている突起が認められる。
スケールは0.1μm。

発現やEUOの早期産生はEBの環境認識と関連するであろうが，これらの引き金はなぜ引かれるのか。EBの貪食時にはすでに突起を介して宿主と連絡しているのではないか（図3ａのEBと細胞膜との間の櫛状構造は突起ではないのか）。つまりEB突起が貪食胞膜を貫いて宿主と連絡することによって突起をチャンネルとして宿主から何らかのシグナルを得て，それを契機にRB変換が開始される可能性。(ii)感染末期の封入体内にはEBのみならず多数のIFやRBが混在している（図4ｃ）ことから，クラミジア増殖の同調性は低いことが分かる。この増殖のズレはなぜ起こるのだろう。RBはブラウン運動によって突起で封入体膜を貫いて宿主と連絡し，突起をチャンネルとして何らかのシグナル（物質）を得る，もしくは交換する。ブラウン運動であるから連絡はランダムチャンスで起こり，連絡できたRBのみがEBへ成熟変換できるという可能性で，これは筆者が突起発見当時に仮定した「何らかの物質交換」のためのチャンネル機能である。後にStephens（1993）が提示した「soup-through-a-straw」仮説に見る宿主細胞質からの栄養物質取り込みのチャンネル機能と大同小異である。そして(iii)の可能性はBavoil and Hsia(1998)らの，突起はtype Ⅲ secretion(contact dependent secretion，接触依存性分泌)の構造体そのものであるとの仮説である。Type Ⅲ secretion とは細菌が細胞に接着したその部位から，細胞内へ向けて細菌成分を分泌することで，*Salmonella* などの細胞内寄生細菌の細胞侵入性や病原性に直接関わるものである。彼らの仮説は *Salmonella* や *Yersinia* の type Ⅲ secretion 遺伝子にコードされた蛋白すなわち Kubori ら(1998)のニードル(needle，針状を呈した構造体)の形態がクラミジアの表面突起によく似ていること，ニードルをコードした遺伝子の塩基配列が *C. psittaci* GPIC 株の *cds* と名付けられた遺伝子（後に *C. trachomatis* もこれを有することが判明した）の塩基配列と高い相同性があることに基づいている。彼らによるとクラミジアの突起は RB と封入体膜との接触が引き金となって形成され，封入体膜を貫通して突起蛋白が宿主細胞質へ注入され，それが寄生状態を存続させるために宿主細胞を制御しており，突起を介した封入体との接触がなくなると，それがシグナルとなって EB への成熟変換が起こるというものである。この仮説では筆者の「RB の突起数は増殖最盛期で最も多く，EB 形成期に近づくにつれて次第に減少し EB の突起数に近づく」（図30）という観察結果に基づいて，EB の突起は RB 突起の残存物であると想定しているが，突起のチャンネル機能を考えていない点で先の(i)(ii)の仮説と大きく異なっている。増殖期の RB 突起数が様々なのは封入体膜への接触の度合いによって誘導される突起数が異なるためであると推察している。この仮説は遺伝子解析に基づいていることから，可能性の高い魅力的な仮説であり，早急な具体的な裏付けが強く望まれる。

主な参考文献

久堀智子，相沢慎一：細菌表面のニードル状超分子．生物物理39：116-118，1999.

Baehr, W., Y.- X. Zhang, T. Joseph, H. Su, F. E. Nano, K. D. E. Everett and H. D. Caldwell : Mapping antigenic domains expressed by *Chlamydia trachomatis* outer membrane protein genes. Proc. Natl. Acad. Sci. USA. 85 : 4000-4004, 1988.

Bavoil, P. M. and R. -C. Hsia : Type Ⅲ secretion in *Chalmydia* : a case of dê jà vu? Mol. Microbiol. 28 : 859-862, 1998.

Birkland, S., A. G. Lundemose and G. Christiansen : Immunoelectron microscopy of lipopolysaccharide in *Chlamydia trachomatis*. Infect. Immun. 57 : 3250-3253, 1989.

Brade, H., L. Brade and F. E. Nano : Chlamydial and serological investigations on the genus-specific lipopolysaccharide epitope of *Chlamydia*. Proc. Natl. Acad. Sci. USA 84 : 2508-2512, 1987.

Chi, E. Y., C.-C. Kuo and J. T. Grayston : Unique ultrastructure in the elementary body of *Chlamydia* sp. strain TWAR. J. Bacteriol. 169 : 3757-3763, 1987.

Everett, K. D. E. and T. P. Hatch : Architecture of the cell enveloope of *Chlamydia psittaci* 6BC. J. Bacteriol. 177 : 877-882, 1995.

Gelăn, J. E. and R. Curtiss III : Cloning and molecular characterization of genes whose products allow *Salmonella typhimurium* to penetrate tissue culture cells. Proc. Natl. Acad. Sci. USA. 86 : 6383-6387, 1989.

Ginocchio, C. C., S. B. Olmsted, C. L. Wells and J. E. Galăn : Contact with epitherial cells induces the formation of surface appendages on *Salmonella typhimurium*. Cell 76 : 717-724, 1994.

Gregory, W. W., M. Gardner, G. I. Byrne and J. W. Moulder : Arrays of hemispheric surface projections on *Chlamydia psittaci* and *Chlamydia trachomatis* observed by scanning electron microscopy. J. Bacteriol. 138 : 241-244, 1979.

Iijima, Y., N. Miyashita, T. Kishimoto, Y. Kanamoto, R. Soejima and A. Matsumoto : Characterization of *Chlamydia pneumoniae* species-specific proteins immunodominant in humans. J. Clin. Microbiol. 32 : 583-588, 1994.

Kubori, T., Y. Matsushima, D. Nakamura, J. Uralil, M. Lara-Tejero, A. Sukhan, J. E. Galăn and S. -I. Aizawa : Supramolecular structure of the *Salmonella typhimurium* type III protein secretion system. Science 280 : 602-605, 1998.

Kuo, C. -C., E. Y. Chi and J. T. Grayston : Ultrastructural study of entry of Chlamydia strain TWAR into HeLa cells. Infect. Immun. 56 : 1668-1672, 1988.

Manire, G. P. and A. Tamura : Purification and chemical composition of the cell walls of mature infectious dense forms of meningopneumonitis organisms. J. Bacteriol. 94 : 1178-1183, 1976.

Manire, P. G. and A. Tamura : Preparation and chemical composition of the cell walls of mature infections dense forms of meningopneumonitis organisms. J. Bacteriol. 94 : 1178-1183, 1967.

Matsumoto, A. and Manire, G. P. : Electron microscopic observations on the fine structure of cell walls of *Chlamydia psittaci*. J. Bacteriol. 104 : 1332-1337, 1970.

Matsumoto, A. : Fine structure of cell envelopes of *Chlamydia* organisms as revealed by freeze-etching and negative staining techniques. J. Bacteriol. 116 : 1355-1363, 1973.

Matsumoto, A and N. Higashi : Morphology of the envelopes of *Chlamydia* organisms as revealed by freeze-etching technique and scanning electron microscopy. An. Rep.

Inst. Virus Res. Kyoto Univ., 18 : 51-61, 1975.

Matsumoto, A., E. Fujiwara and N. Higashi : Observations of the surface projections of infectious small cells of *Chlamydia psittaci* in thin sections. J. Electron Microsc. 25 : 169-170, 1976.

Matsumoto, A. : Recent progress of electron microscopy in microbiology and its development in future : from a study of the obligate intracellular parasites, *Chlamydia* organisms. J. Electron Microsc. 28 (Suppl.) : s57-s64, 1979.

Matsumoto, A. : Structural characteristics of chlamydial bodies *in* Microbiology of Chlamydia (A. L. Barron, ed) CRC Press, Inc. Boca Raton, USA, 1988. pp.21-45.

Matsumoto, A. : Electron microscopic observations of surface projections and related intracellular structures of *Chlamydia* organisms. J. Electron Microsc. 30 : 315-320, 1981.

Matsumoto, A. : Surface projections of *Chlamydia psittaci* elementary bodies as revealed by freeze-deep-etching. J. Bacteriol. 151 : 1040-1042, 1982.

Matsumoto, A. : Morphology of *Chlamydia psittaci* elementary bodies as revealed by electron microscopy. Kawasaki Med. J. 8 : 149-157, 1982.

Matsumoto, A. : Electron microscopic observations of surface projections on *Chlamydia psittaci* reticulate bodies. J. Bacteriol. 150 : 358-364, 1982.

Matsumoto, A. and G. P. Manire : Electron microscopic observations on the fine structure of cell walls of *Chlamydia psittaci*. J. Bacteriol. 104 : 1332-1337, 1970.

Miyashita, N., Y. Kanamoto and A. Matsumoto:The morphology of *Chlamydia pneumoniae*. J. Med. Microbiol. 38 : 418-425, 1993.

Miyashita, N., A. Matsumoto, R. Soejima, T. Kishimoto, M. Nakajima, Y. Niki and T. Matsushima : Morphological analysis of *Chlamydia pneumoniae*. 日本化学療法学会雑誌45：255-264，1997.

Nano, F. E. and H. D. Caldwell : Expression of the chlamydial genus-specific lipopolysaccharide epitope in *Escherichia coli*. Science 228 : 742-744, 1985.

Nuriminen, M., E. Wahlström, M. Kleemola, M. Leinonen, P. Saikku and P. H. Mäkelä : Immunologically related ketodeoxyactonate-containing structures in *Chlamydia trachomatis* Re mutants of *Salmonella* species, and *Acinetobacter calcoaceticus* var. *anitratus*. Infect. Immun. 44 : 609-613, 1984.

Nurminen, M., M. Leinonen, P. Saikku and P. H. Mäkelä : The genus-specific antigen of *Chlamydia* : resemblance to the lipopolysaccharide of enteric bacteria. Science 220 : 1279-1281, 1983.

Perez-Melgosa, M, C. -C. Kuo and L. A. Campbell : Isolation and characterization of a gene encoding *Chlamydia pneumoniae* 76-kilodalton protein containing a species-specific epitope. Infect. Immun. 62 : 880-886, 1994.

Stephens, R. S. : Challenge of chlamydia research. Infect. Agents Dis. 1 : 279-293, 1993.

Tajima, M., T. Samejima and T. Nomura : Morphology of meningopneumonitis virus exposed to penicillin as observed with the electron microscope. J. Bacteriol. 77 : 23-34, 1959.

Tamura, A. and G. P. Manire : Preparation and chemical composition of the cell membranes of developmental reticulate forms of meningopneumonitis organisms. J. Bacteriol. 94 : 1184-1188, 1967.

Yuan, Y., Y. -X. Zhang, N. G. Watkins and H. D. Caldwell : Nucleotide and deduced amino acid sequence for the four variable domains of the major outer membrane proteins of the 15 *Chlamydia trachomatis* serovars. Infect. Immun. 57 : 1040-1049, 1989.

Zhang, J. P. and R. S. Stephens:Mechanism of *C. trachomatis* attachment to eukaryotic host cells. Cell 69 : 861-869, 1992.

第6章

封入体膜の性状

クラミジアは封入体膜で隔てられた宿主細胞質から増殖に必要な物質を取り込んでいる。従って封入体膜の物質透過性が問題となるが，分子量500Da 程度の低分子物質を宿主細胞質に注入して細胞質と封入体の間に濃度勾配を与えても，その物質は封入体膜を通過しないことが蛍光トレーサー実験で明らかにされた。すなわち物質の取り込みは受動的なものではなく，エネルギー依存的な能動的取り込みとみなされる（Heinzen and Hackstadt 1997）。さらに，封入体膜を貫通している RB 突起（物質通過可能なチャンネルと考えられるが）を通して RB への拡散移行も起こらないことも示された。封入体膜は宿主細胞膜に由来するにもかかわらず，宿主細胞膜の膜内蛋白粒子を欠き，極めて滑らかな形態的特徴を示す(図32)。*C. psittaci* や *C. pecorum* の封入体では細胞質に接した表面にミトコンドリアの結合があり，*C. trachomatis* や *C. pneumoniae* の封入体では結合がないので，ミトコンドリアが結合する封入体膜と結合しない封入体膜との間には何らかの性状の相違があると言える。ミトコンドリア結合は従来，封入体拡大によるブルドーザー効果，つまり，拡大に伴って周辺に分布していたミトコンドリアが封入体膜で圧迫されるために像として接近して認められるのだとする考えがあったが，これは *C. psittaci* 封入体を分離してもミトコンドリアは結合したまま回収されること（Matsumoto 1981）や，*C. trachomatis* と *C. psittaci* の重複感染で，後者の封入体にだけミトコンドリアが結合することから（Matsumoto ら 1991）否定された。しかしミトコンドリア結合に関与する因子については全く不明である。

1個の宿主細胞内に複数個の封入体を形成させることは容易である。MOI を高くして（細胞1個当たりに感染させる EB の個数を増やして）感染すれば

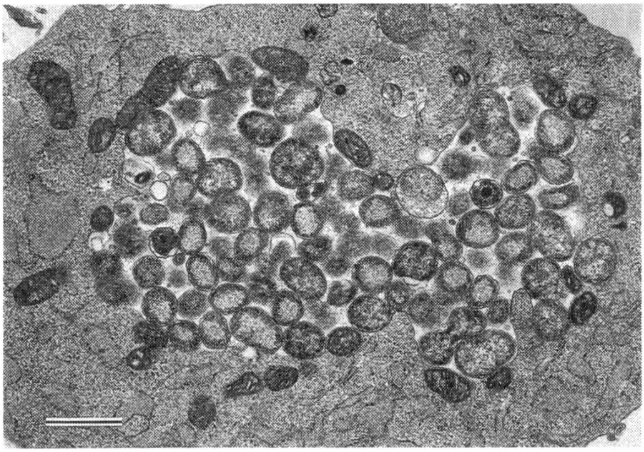

図33　*C. psittaci* Cal10株感染19時間後に見られた封入体の融合像。スケールは1μm。

よい。この方法で生じた複数個の封入体は拡大するにつれて互いに融合する（図33）。その結果，細胞当たりの封入体数は次第に減少し，１個に近づく（図34）。筆者ら（1991）はこの現象を *C. trachomatis* L_2株や *C. psittaci* Cal10株で明らかにしたが，封入体の融合は *C. trachomatis* の血清型Ｆ株とＥ株の間でも起こる（Ridderhof and Barnes 1989）。この融合はサイトカラシンＢ，Ｄ，ビンブラスチンやコルヒチンなどの細胞骨格形成阻害剤の存在下では抑制され，細胞骨格が融合に関与していることを思わせる。しかし封入体は細胞骨格によってゴルジ域に集められるため融合のチャンスが高まるだけであって，膜融合そのものに直接関わるかどうかは疑わしい。HeLa 細胞感染による *C. trachomatis* 血清型 L_2の封入体は32°Cでは融合せず，37°Cに温度を上げると一斉に融合を開始する。この際には32°Cで合成抑制，もしくは不活性化されていたクラミジア蛋白が封入体膜へ移行する必要があることが報告されている（van Ooij 1998）。いずれにしても同じ，もしくは近縁のクラミジアを含む封入体は融合する。それでは異種クラミジア封入体間ではどうであろうか。*C. trachomatis* L_2と *C. psittaci* Cal10株は同一細胞に重複感染し，ほぼ同じ速度で増殖する。両者の封入体はそれぞれに対する単クローン抗体による蛍光染色で光学顕微鏡下で識別できるし，電子顕微鏡下では *C. trachomatis* 封入体内のグリコーゲンや *C. psittaci* 封入体膜へのミトコンドリア結合を指標にして容易に識別できる（図35)。このような感染細胞を培養しても両種の封入体はたとえ著しく接近しても決して融合することはない（図36)。これはなぜだろうか。ヘルペスウイルス，麻疹ウイルスやセンダイウイルスなどのパラミキソウイルス，インフルエンザウイルス，狂犬病ウイルスや白血病ウイルス，HIV など多くのエンヴェロープに包まれたウイルス（enveloped virus）の感染成立には，エンヴェロープ表面にあるウイルスの膜融合蛋白の働きによってエンヴェロープと宿主細胞膜が融合することが必要であり，その結果ウイルスゲノムが細胞内に侵入することはよく知られた現象である。クラミジアの封入体膜融合がもしエンヴェロープと宿主細胞膜との融合と同一とは言えないまでも，類似の機序で起こるのであれば封入体膜にはクラミジアの遺伝子産物が存在すると考えても

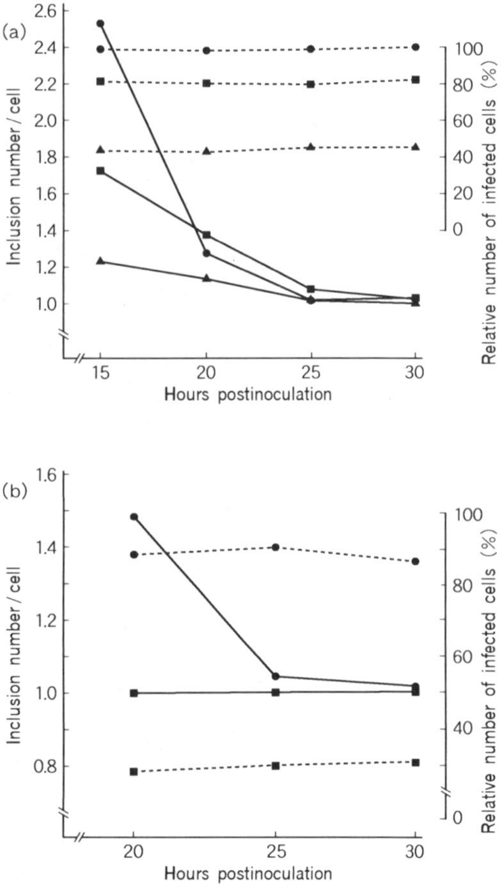

図34　融合による封入体数の変化

a：*C. trachomatis* L_2／434／Bu 株の封入体数の経時的変化。

b：*C. psittaci* Cal10株の封入体数の経時的変化。

同一宿主細胞内に形成された複数個の封入体は拡大に伴って融合し，1 個になる。

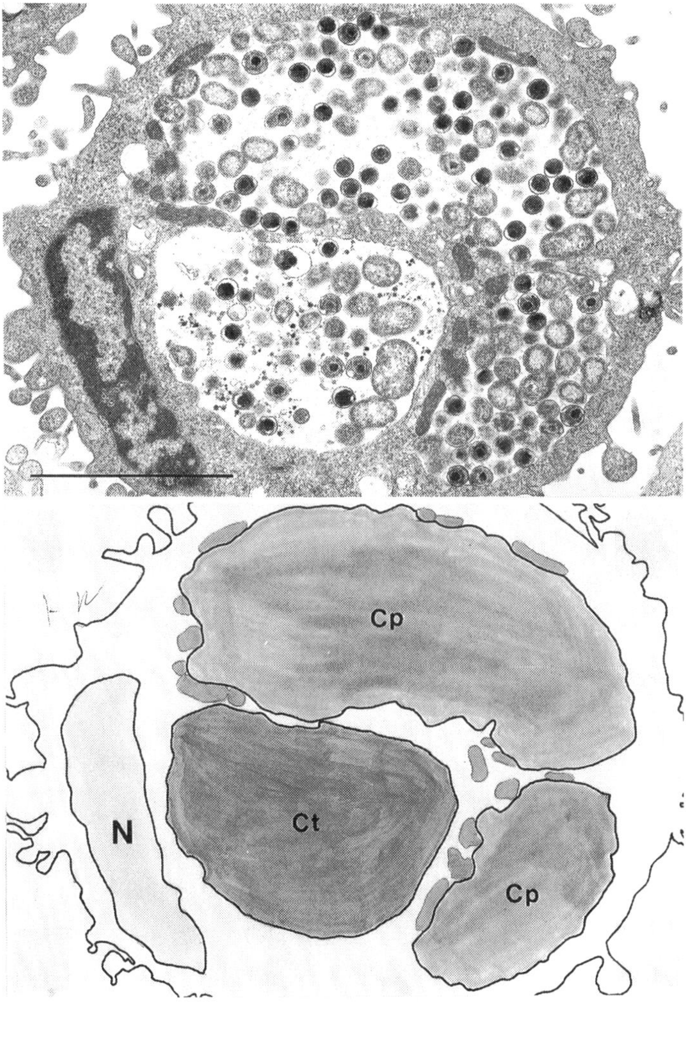

図35　重複感染によって形成された *C. trachomatis* L_2／434／Bu 株と *C. psittaci* Cal10株の封入体

核に近い小さい封入体内にグリコーゲンが認められ，これがCt封入体であることが分かる。ミトコンドリアは *C. psittaci* 封入体膜にのみ結合している。スケールは10μm。

おかしくはない。*C. psittaci* GPIC株をモルモットの眼に接種すると，ヒトの *C. trachomatis* による急性結膜炎と類似の結膜炎症状を呈するが，この結膜炎は自然に回復する。興味あることに回復モルモットの血清に EB，RB とは反応しないが，封入体保有細胞に発現する22kDa，34kDa 蛋白と反応する抗体が生じ，その抗体は封入体膜と特異的に反応する，すなわち封入体膜にこれらの蛋白があることが報告された（Rockey and Rosquist 1994）。この封入体膜蛋白をコードする遺伝子 *incA* がまもなく Rockey ら（1995）によって明らかにされたが，同時にその遺伝子産物である *incA* 蛋白が封入体膜と RB に存在することが証明された。当初見いだされた2種の蛋白のうち34kDa の分子量は39kDa と修正され，これに対する単クローン抗体もすでに作製されて多くの研究者が利用しているという（Rockey 私信）。*incA* 蛋白の抗原性は *C. psittaci* のいくつかのクラミジア株に共通，すなわち亜種特異的（subspecies-specific）である。現在までのところ *C. trachomatis* や *C. pneumoniae* の封入体膜にも類似の蛋白があるとの証明はなされていないが，その存在は十分考えられる。Rockey らは *incA* 蛋白の機能として封入体膜の物質透過性や安定化，ライソソーム融合阻止などを推測しているが確証はない。想像を逞しくするならば *incA* 蛋白は何らかの機能と同時に膜融合因子であり，これを発現した同一もしくは近縁のクラミジア封入体は融合し，異なれば融合しないということなのかもしれない。

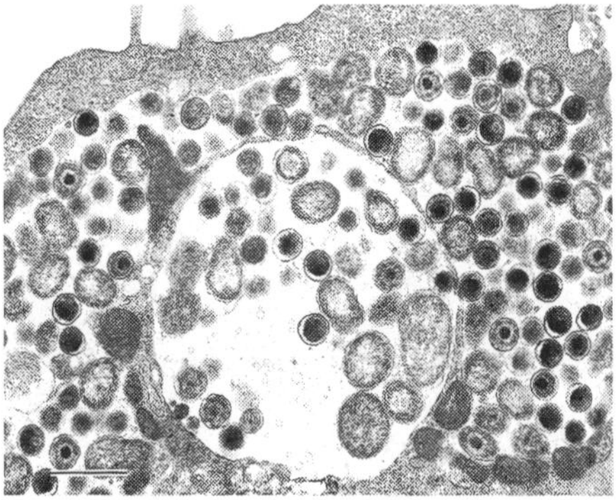

図36　重複感染によって形成された感染30時間後の *C. trachomatis* L_2／434／Bu 株と *C. psittaci* Cal10株封入体
両封入体は著しく接近しているが，ミトコンドリアは *C. psittaci* 封入体膜にのみ結合し，融合は認められない。スケールは1 μm。

クラミジア菌体から宿主細胞へ移行する物質は *incA* 蛋白に限らない。LPS が宿主細胞膜に移行することが *C. trachomatis* L_2や F 株で明らかにされてい

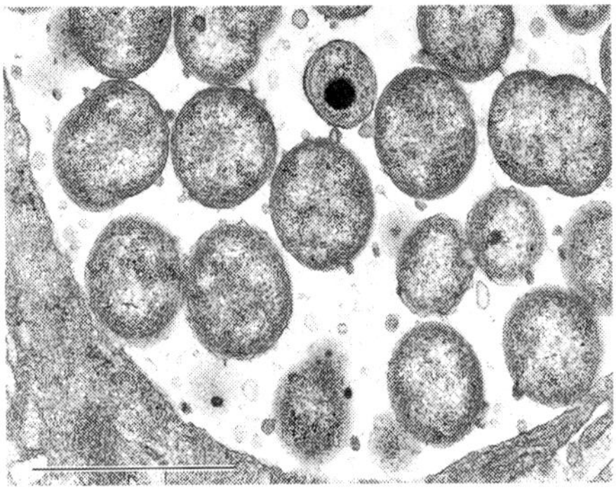

図37　プラック純化法によって得られた *C. pneumoniae* KKpn 8－1株の感染後48時間の封入体

RB外膜の出芽によって形成された多数の小胞が認められる。スケールは1 μm。

る（Karimiら 1989）。興味あることにクラミジア感染細胞内の細胞質小胞やクラミジア感染細胞に重感染したVSV（水疱口内炎ウイルス。宿主細胞膜で出芽することによってエンヴェロープを獲得する）のエンヴェロープにクラミジアのLPSが検出できる。しかしどんな機序で*incA*蛋白やLPSが宿主へ移行するのかも不明である。最近プラック純化法によって30℃でもよく増殖し，RB外膜から高頻度に小胞を出芽する*C. pneumoniae*株（図37）が得られた（Matsumotoら 1998）。この株では封入体膜に接したRB外膜の出芽で生じた小胞がしばしば認められることから，この小胞が蛋白やLPSを含んでおり，封入体膜に融合することによって宿主への物質移送がなされるという機序が推測され，今後の解明が期待される。

主な参考文献

Heinzen, R. A. and T. Hackstadt: The *Chlamydia trachomatis* parasitophorous vacuolar membrane is not passively permeable to low-molecular-weight compounds. Infect. Immun. 65 : 1088–1094, 1997.

Karimi, S. T., R. H. Schloemer and C. E. Wilde III : Accumulation of chlamydial lipopolysaccharide antigen in the plasma membranes of infected cells. Infect. Immun. 57 : 1780–1785, 1989.

Matsumoto, A., H. Bessho, K. Uehira and T. Suda : Morphological studies of the association of mitochondria with chlamydial inclusions and the fusion of chlamydial inclusions. J. Electron. Microsc. 40 : 356–363, 1991.

Matsumoto, A. : Isolation and electron microscopic observations of intracytoplasmic inclusions containing *Chlamydia psittaci*. J. Bacteriol. 145 : 605–612, 1981.

Matsumoto, A., M. Ohuchi, N. Miyashita, M. Ikegami and H. Izutsu : Plaque cloning of

Chlamydia trachomatis and *Chlamydia pneumoniae*. *in* Chlamydial Infections (R. S. Stephens et al ed.), International Chlamydia Symposium, San Francisco, USA 1998. pp.79-82.

Ridderhof, J. C. and R. C. Barnes: Fusion of inclusions following superinfection of HeLa cells by two serovars of *Chlamydia trachomatis*. Infect. Immun. 57: 3189-3193, 1989.

Rockey, D. D. and J. L. Rosquist: Protein antigens of *Chlamydia psittaci* present in infected cells but not detected in infectious elementary body. Infect. Immun. 62: 106-112, 1994.

Rockey, D. D., R. A. Heinzen and T. Hackstadt: Cloning and characterization of a *Chlamydia psittaci* gene coding for a protein localized in the inclusion membrane of infected cells. Mol. Microbiol. 15: 617-626, 1995.

Van Ooij, C., E. Homola, E. Kincaid and J. Engel: Fusion of *Chlamydia trachomatis*-containing inclusions is inhibited at low temperatures and requires bacterial protein synthesis. Infect. Immun. 66: 5364-5371, 1998.

第7章

基礎的立場から見たクラミジア感染症

ヒトに感染症を起こすのは *C. trachomatis*，*C. pneumoniae*，*C. psittaci* である。ヒトの *C. pecorum* 感染症はいまだ報告例がない。いずれも伝播は接触や飛沫吸引によって起こり，伝播に媒介動物は介在しない。*C. trachomatis* は封入体結膜炎やトラコーマなどの眼感染症，精巣上体炎（副睾丸炎），子宮頸管炎，鼠蹊リンパ肉芽腫（第四性病），ときには上行性に拡がって卵管炎，腹膜炎，肝周囲炎を伴う Fitz-Hugh-Curtis 症候群などの尿路生殖器感染症や産道感染による新生児封入体結膜炎や新生児肺炎など多彩な病気を起こす。*C. pneumoniae* は肺炎を含む呼吸器感染症の原因菌と考えられていたが，それに加えて最近では動脈硬化症の原因の1つとみなされつつある。*C. psittaci* 感染症はオウム病と一括して呼ばれている呼吸器感染症でしばしば重い肺炎を起こす。欧米では七面鳥やアヒルの飼育場でトリのオウム病発生にからんで患者が発生するが，国内ではほとんどが愛玩鳥からの感染症例である。*C. trachomatis* と *C. pneumoniae* は共にヒトが自然保有者（natural reservoir）で，これらの感染症は *C. psittaci* 感染症に比べて症状が軽く，無症状の保菌者も多く，これも感染源となる（Kuo ら1995）。病原細菌やウイルスは自然保有者に対しては症状が軽いか，あるいは長い潜伏期を特って種の保存に有利な条件を作るという一般的傾向があるが，*C. trachomatis* や *C. pneumoniae* はヒトをむやみに斃さない方法で子孫の存続を図っていると言える。これに反して *C. psittaci* の多くは鳥類やヒト以外の動物が保有者である。ヒトは終末宿主であり，たとえヒトを斃しても種の存続に影響しない。ちなみにヒトのオウム病の致命率は無処置の場合20％前後の高率である。このようにクラミジア感染症は種によって病型が異なる。これはなぜだろう。

C. trachomatis には trachoma と LGV の２つの生物型（biovar。生物型 mouse はヒトに非病原性）があり（図１），合計18の血清型が知られている（Wang and Grayston 1991)。疫学的データによれば，生物型 trachoma に属している血清型 A，B，Ba，C は眼感染，血清型 D, Da, E, F, G, H, I, Ia, J, K と生物型 LGV に属する血清型 L_1, L_2, L_{2a}, L_3 は性感染症を起こすとされている。しかしこの疫学的傾向は個々の感染症の原因となった *C. trachomatis* の血清型を見ると必ずしもあてはまらない。また LGV の血清型は性行為による接触伝播に限らずエアゾルの吸引によって重篤な肺炎を起こす（LGV の実験室内の取り扱いは注意を要する)。最近では性行動の多様化からか咽頭から *C. trachomatis* が単独で，あるいはリン菌と共に検出される例も少なくない。これらの事実はクラミジア感染症の病型が一義的にはクラミジアの侵入門戸によって決まることを示している。また *C. trachomatis* 生物型 trachoma の感染症が浅在性感染（superficial infection）とみなされているのに対して，LGV は深部器官に拡がる傾向が強く，LGV の組織親和性は trachoma より強いと考えられているが，trachoma であっても Fitz-Hugh-Curtis 症候群のような重篤な病型を示す場合もある。従って *C. trachomatis* の血清型と病型との間には強い相関はなく，血清型は単に MOMP の血清学的な表現型の１つにすぎないと思われる。では病原性あるいは毒性などと表現される性状はどんな因子なのだろう。残念ながら明らかでない。すでに *C. trachomatis* や *C. pneumoniae* の遺伝子の全塩基配列が明らかにされているのでこの問題の解明が期待されるが，感染症にからむ要因解明には生体側の因子を無視できないため問題解決は容易でないことが予想される。

クラミジア感染症はどんな機序で発症するのだろう。生体内での２次感染，すなわち初感染細胞から放出された多数の子孫 EB が隣接した細胞に感染し，その即時的細胞毒性（第４章）によって２次感染細胞が死滅し，組織障害が起こることは想像できる。しかし動物感染実験で得られる病理組織像は単にクラミジアの即時的細胞毒性で説明できるほど局所的なものではなく，広範囲の炎症像である。このクラミジアによる炎症が基本的には生体の免疫反応であり，これにクラミジアの分子量60kDa の熱ショック蛋白（heat-shock protein-60,

HSP-60）が関与することがトラコーマやPIDで指摘されている。これに関する知見をまとめてみよう。

HSP-60はRBで合成されるがEBにも含まれている。しかしPAGEでは外膜構成蛋白であるOmp 2と同じ位置に泳動されるためにHSP-60とOmp 2は区別できない（第５章５－１，図14）。HSP-60はTriton X-100処理で菌体から抽出することができるので，*C. trachomatis*から抽出したHSP-60を使って次のことが明らかとなった。*C. trachomatis*のEBをモルモットの眼に接種しても，抗体は産生するが眼症状を全く現さない健常状態が維持される。そのモルモットの眼にHSP-60を投与すると顕著な遅延型過敏症反応が起こり，いわゆるトラコーマ症が出現する(Watkinsら 1986, Morrisonら 1989, Wagnerら1990)。同様に*C. pneumoniae*でもEBを点鼻接種して無症状で経過したマウスにTriton X-100で*C. pneumoniae* EBから抽出したHSP-60を含む分画を尾静脈に注入すると，肺に明らかな炎症病変が起こる（図38，松本・宮下 1998)。一方，*C. trachomatis*による子宮外妊娠患者，卵管閉塞患者やPID患者の血清にはHSP-60に対する抗体が，他の*C. trachomatis*感染症の患者血清より高い抗体価で，高率に検出される（Brunhamら 1985, 1992, Toyeら 1993, Yasudaら 1999)（図39)。ここで少し横道にそれるが，遺伝子や抗原性からHSP-60を見てみたい。*C. trachomatis*のHSP-60の遺伝子はHSP17またはHSP-A（もしくはCHSP-10）と呼ばれる11-17kDa蛋白をコードする領域と，HSP-60またはHSP-Bと呼ばれる57-60 kDa蛋白をコードする２つの読み取り枠（open reading frame, ORF）で構成された遺伝子群で，*C. psittaci*のコード領域と85～94％の高い相同性がある。また遺伝子産物である*C. trachomatis*のHSPは*C. psittaci*

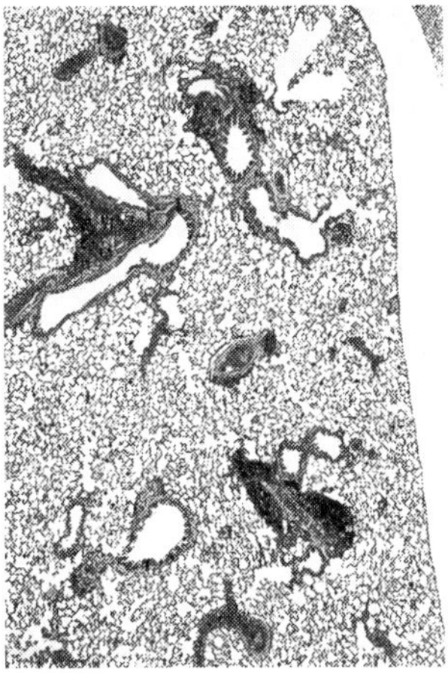

図38　*C.pneumoniae*感作マウスにHSP-60分画を静注して発生した肺組織病変

のHSPと共通抗原性がある。また *C. trachomatis* のHSP-A遺伝子は大腸菌の *Gro ES* と36%，HSP-Bの遺伝子は *Gro EL* と60%，結核菌，*Coxiella* やヒト細胞の60kDa-HSPと50%以上の相同性がある（Morrisonら 1990, Cerroneら 1991）。*C. pneumoniae* のHSP-60の抗原性も *C. trachomatis* のそれと交差し，その遺伝子は *C. trachomatis* のHSP-Aと89%，HSP-Bと95%の高い相同性がある（Kikutaら 1991）。つまりクラミジアのHSP-60は種間で類似性の高い蛋白であると同時に原核生物，真核生物に共通した保存性の高いシャペロンとみなされる。にもかかわらずクラミジアのHSP-60は例外なく免疫原性が強い。

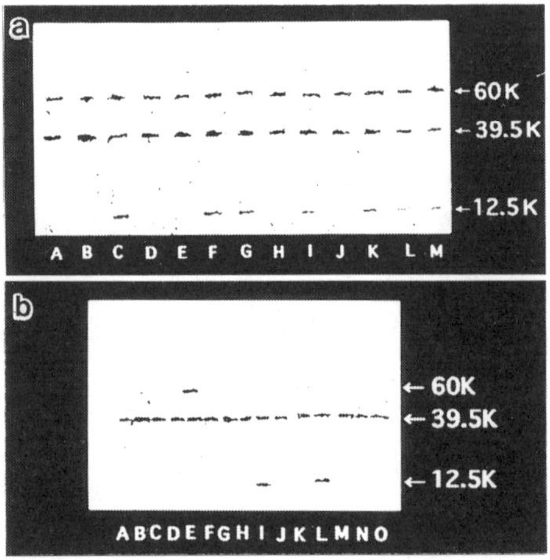

図39 免疫ブロット法による *C.trachomatis* L_2／434／BuとPID患者血清の反応。抗原は精製EBを用いた。
A：慢性PID患者血清。
B：急性PID患者血清。
急性PID患者血清（A～O）のうちHSP-60と反応したのは1例にすぎないが，慢性PID患者血清（A～M）は例外なくHSP-60と反応した。

炎症反応の拡大，持続には免疫原性のみならず，病原体の持続感染も大きな役割を果たすと考えられる。ところでクラミジアが試験管内でも生体内でも持続感染することはよく知られている（Beattyら 1994）。持続感染はクラミジアによる細胞傷害と組織修復の同調性によっても維持される（Moulderら 1980, Lee and Moulder 1981）が，システインやイソロイシンなどの特定のアミノ酸の欠如（Allanら 1985），ペニシリンやシクロセリンなどの抗生物質（Manire and Galasso 1959, Moulderら 1963），インターフェロンγ（IFNγ）や腫瘍壊死因子（TNF）による増殖阻害（Byrneら 1986, Shemer-Auiら 1990）などでも成立する。これらのうち傷害と修復の同調性による場合を除き，持続感染状態の菌体はRB類似の形態的特徴を持ったcryptic formである。試験管内で見られたIFNγによる持続感染の成立は生体内での持続感染成立に重要なヒントを与えている。IFNγによるクラミジア増殖阻害はIFNγがトリプトファン分解酵素indoleamine 2-3'-dioxygenaseを誘導し，この酵素によってトリプトファンが欠乏するために起こる（Byrneら 1986)。興味あることにIFNγやTNFによって誘導されるcryptic formはMOMP，Omp 2，LPSなどの菌体構成成分を合成しないが，HSP-60の産生，放出は持続する（Beattyら 1993ab)。このことは炎症の維持拡大の観点から極めて重要なことである。なぜならば生体内の持続感染の持続はHSP-60による感作の増強につながると考えられるからである。このようなHSP-60の性質やこれに対する生体反応を考えると，クラミジアによる炎症がHSP-60によるIII型アレルギー類似の反応であると言えそうである。HSP-60は免疫原性が強く，クラミジア種間で高い血清学的交差性を示すことや，*C. pneumoniae* 抗体保有率が5歳から15歳を過ぎる頃まで急激に増加し，成人で50〜60％に達することや *C. pneumoniae* の保有者がヒトであり，持続感染や不顕性感染が多いことを考え合わせると，*C. pneumoniae* の持続感染状態にあるヒトが *C. trachomatis* に感染すると，*C. trachomatis* 単独初感染で起こる以上に強度の炎症反応が惹起され，重症化するという可能性が予想される。もし抗HSP-60抗体が *C. trachomatis* によるものか *C. pneumoniae* によるものか厳密に分別することができれば，Fitz-Hugh-Curtis症候群患者の *C. pneumoniae* に対する抗体の解析や，*C. pneumoniae* 肺炎成人患者の *C. trachomatis* に対する抗体解析は発症機序に関する多くの知見を提供することになろう。

HSP-10をコードする *C. trachomatis* 血清型Eの遺伝子はHSP-60の遺伝子同様，クラミジア属で相同性が高い（Morrisonら 1990)。ごく最近，*C. trachomatis* の慢性感染症患者の血液に抗HSP-10が検出され，慢性度と抗HSP-10抗体の保有率との間の相関性が報告された（Betsouら 1999)。この報告は *C. trachomatis* の慢性感染症の診断の指標の1つとして抗HSP-10抗体の検出が有用であることを示唆している。しかしHSP-10と炎症の関連についてはHSP-60ほどにはデータの集積がない。

次にクラミジア感染と動脈硬化症との関連について考えてみたい。動脈硬化症，特に冠動脈硬化症は元来，加齢，高コレステロール血症，喫煙，糖尿病などに起因するとみなされ，これに感染症が関わることにはほとんど注意が払われていなかった。*C. pneumoniae* 感染と動脈硬化症の関連が世界的に注目され始めたきっかけは，交通事故死者の動脈硬化病変とその血清中の *C. pneumoniae* に対する抗体の保有率が相関するという Saikku ら（1988）の報告である。同様な相関性は Kuo ら（1993）をはじめ多くの研究者が報告しており，国内でも認められる（Miyashita ら 1998）。では実験的にはどうであろうか。

経鼻的に *C. pneumoniae* を接種した家兎では大動脈弓に脂肪斑や平滑筋細胞の紡錘化が起こり，同時に肝，脾，大動脈に菌体が検出される（Fong ら 1997）。ヒトの動脈硬化症が高脂血症と関連すると考えられていることから，Muhlestin ら（1998）は高コレステロール飼料で飼育した家兎に *C. pneumoniae* を経鼻接種して，動脈狭窄が起こり，アジスロマイシン（クラミジア感染症の治療薬として有効）を投与すると動脈狭窄を予防できることを報告した。これらのデータは確かに *C. pneumoniae* 感染と動脈病変の関係を示唆するものであろう。動脈硬化病変はトラコーマや PID に見られる炎症とは様相が異なる。Daley ら（1994）によると病変は 4 つのステップに分けられるという。すなわち血管内膜中のマクロファージ泡沫細胞（macrophage foam cell，細胞質中に多数の空胞が生じたマクロファージ）の出現（Grade I），泡沫細胞と紡錘変形した平滑筋細胞で形成された脂肪斑の形成（Grade II），変形平滑筋細胞からなるプラックの形成（Grade III），そしてアテローム状組織病変（Grade IV）に至る。問題は泡沫細胞やプラック形成が *C. pneumoniae* 感染で起こるかどうかという実験的裏付けである。これに関する Byrne 一派や Coombes らの報告は注目に値する。Kalayoglu and Byrne（1998a）は LDL（low density lipoprotein，低密度リポ蛋白）を含む培地で培養したヒトマクロファージに *C. pneumoniae* を感染して，マクロファージ泡沫細胞を作ることに成功し，次いでその泡沫胞に含まれているコレステロールの蓄積が *C. pneumoniae* の LPS によって誘導されることを見いだした（Kalayoglu and Byrne 1998b）。これらの結果から彼らはマクロファージに感染した *C. pneumoniae* の増殖は

IFNγで抑制されるが，長期にわたって *C. pneumoniae* の LPS に曝露したマクロファージが泡沫細胞になることを推論している。一方，Coombes and Mahony (1999) は *C. pneumoniae* を感染させたヒト臍帯静脈細胞の培養上清を平滑筋細胞の培地に加えると，平滑筋細胞の増殖が起こることを見いだして，この増殖促進作用はクラミジアに感染した臍帯静脈細胞から放出される可溶性因子で起こり，これがプラック形性因子であると報告した。この増殖促進因子の放出は臍帯静脈細胞の感染に用いた *C. pneumoniae* の量と正の相関があり，たとえ不活化 *C. pneumoniae* を接種してもこの因子が検出されることから菌体の貪食時に放出されるものと思われるが，この因子がどんな物質か明らかでない。ごく最近，中性脂肪やコレステロールの体内運搬の役割を果たしているアポリポ蛋白の遺伝子 *Apo E* を除去した *Apo E* ノックアウトマウス (Dansky ら1997) に *C. pneumoniae* を感染させると *C. pneumoniae* 抗原陽性の泡沫細胞や脂肪斑が形成されることが報告された (Campbell and Kuo 1999)。遺伝的高脂血症を背景とした動脈硬化症と *C. pneumoniae* 感染症の関係に着目した実験で，*C. pneumoniae* 感染と動脈硬化症の因果関係の解析に新たな進展が期待される。

主な参考文献

松本　明，宮下修行：クラミジア－基礎的立場から．　細胞内寄生菌の基礎と臨床（三橋，熊本，島田編）1996．ライフサイエンス・メディカ，東京，pp.59-68.

Allan, I., T. P. Hatch and J. H. Pearce : Influence of cystein deprivation on chlamydial differentiation from reproductive to infectious life-cycle form. J. Gen. Microbiol. 131 : 3171-3177, 1985.

Beatty, W. L., G. I. Byrne and T. P. Morrison : Morphological and antigenic characterization of interferon-γ mediated persistent *Chlamydia trachomatis* infection in vitro. Proc. Natl. Acad. Sci. USA. 90 : 3998-4002, 1993.

Beatty, W. L., R. P. Morrison and G. I. Byrne : Characterization of long term chlamydial persistence and recovery of infectivity in cell culture. Abstr. D-151. Program Abstr. 93rd Gen. Meet. ASM. 1993. ASM. Washington, D. C., 1993.

Beatty, W. L., R. P. Morrison and G. I. Byrne : Persistent *Chlamydiae* : from cell culture to a paradigm of chlamydial pathogenesis. Microbiol. Rev. 58 : 686-699, 1994.

Betsou, F., J. M. Sueur and J. Orfila : Serological investigation of *Chlamydia trachomatis* heat shock protein 10. Infect. Immun. 67 : 5243-5246, 1999.

Brunham, R. C., I. W. Maclean and B. Binns : *Chlamydia trachomatis* : its role in tubal infertility. J. Infect. Dis. 152 : 1275-1282, 1985.

Brunham, R. C., R. Peeling, I. Maclean, M. L. Kosseim and M. Parakevas : *Chlamydia trachomatis*-associated ectopic pregnancy : serologic and histologic correlates. J. Infect. Dis. 165 : 1076-1081, 1992.

Byrne, G. I., L. K. Lehmann and G. J. Landry : Induction of tryptophan catabolism is the mechanism for gamma-interferon-mediated inhibition of intracellular *Chlamydia psittaci* replication in T24 cells. Infect. Immun. 53 : 347-351, 1986.

Byrne, G. I., L. K. Lehmann and G. J. Landry : Induction of tryptophan catabolism is the mechanism for gamma-interferon-mediated inhibition of intracellular *Chlamydia psittaci* replication in T24 cells. Infect. Immun. 53 : 347-351, 1986.

Campbell, L. A. and C. -C. Kuo : Animal models of *Chlamydia pneumoniae* infection and atherosclerosis *in* symposium on Chlamydial Infections (K. Numazaki, T. Yamazaki, T. Hagiwara, C. -C. Kuo, ed), Life Science Medica Co., Ltd., Tokyo 1999, pp.55-60.

Cerrone, M. C., J. J. Ma and R. S. Stephens : Cloning and sequence of the gene for heat shock protein 60 from *Chlamydia trachomatis* and immunological reactivity of the protein. Infect. Immun. 59 : 79-90, 1991.

Coombes, B. K. and J. B. Mahony : *Chlamydia pneumoniae* infection of human endothelial cells induces proliferation of smooth muscle cells via an endothelial cell-derived factor (s). Infect. Immun. 67 : 2909-2915, 1999.

Daley, S. J., K. F. Klemp, J. R. Guyton and K. A. Rogers : Cholesterol-fed and casein-fed rabbit models of atherosclerosis (part2) . Arterioscler. Thromb. 14 : 105-114, 1994.

Dansky, H. M., S. A. Chariton, M. M. Harper and J. D. Smith : T and B lymphocytes play a minor role in atherosclerotic plaque formation in the apolipoprotein E-deficient mouse. Proc. Natl. Acad. Sci. USA. 94 : 4642-4646, 1997.

Fong, I. W., B. Chiu, E. Viira, M. W. Fong, D. Jang and J. Mahony : Rabbit model for *Chlamydia pneumoniae* infection. J. Clin. Microbiol. 354 : 48-52, 1997.

Kalayoglu, M. V. and G. I. Byrne : Induction of macrophage foam cell formation by *Chlamydia pneumoniae*. J. Infect. Dis. 177 : 725-729, 1998a

Kalayoglu, M. V. and G. I. Byrne : A *Chlamydia pneumoniae* component that induces macrophage foam cell formation in chlamydial lipopolysaccharide. Infect. Immun. 66 : 5067-5072, 1998b.

Kikuta, L. C., M. Puolakkainen, C. -C. Kuo and L. A. Campbell : Isolation and sequence analysis of the *Chlamydia pneumoniae Gro E* operon. Infect. Immun. 59 :

4665-4669, 1991.

Kuo, C. -C., A. Shor, L. A. Campbell, H. Fukushi, D. L. Patton and J. T. Grayston : Demonstration of *Chlamydia pneumoniae* in atherosclerotic lesions of coronary arteries. J. Infect. Dis. 167 : 841-849, 1993.

Kuo, C. -C., L. A. Jackson, L. A. Campbell and J. T. Grayston : *Chlamydia pneumoniae* (TWAR). Clin. Microbiol. 8 : 451-461, 1995.

Lee, C. K. and J. W. Moulder : Persistent infection of mouse fibroblasts (McCoy cells) with a trachoma strain of *Chlamydia trachomatis*. Infect. Immun. 32 : 822-829, 1981.

Manire, G. P. and G. J. Galasso : Persistent infection of HeLa cells with meningopneumonitis virus. J. Immunol. 88 : 529-533, 1959.

Miyashita, N., E. Toyota, T. Sawayama, A. Matsumoto, Y. Mikami, N. Kawai, K. Takeda, Y. Niki and T. Matsushima : Association of chronic infection of *Chlamydia pneumoniae* and coronary heart disease in the Japanese. Int. Med. 37 : 913-916, 1998.

Morrison, R. P., H. Su, K. Lyng and Y. Yuan : The *Chlamydia trachomatis hyp* operon is homologous to the *gro E* stress response operon of *Escherichia coli*. Infect. Immun. 58 : 2701-2705, 1990.

Morrison, R. P., K. Lyng and H. D. Caldwell : Chlamydial disease pathogenesis : ocular hypersensitivity elicited by a genus-specific 57 kDa protein. J. Exp. Med. 169 : 663-675, 1989.

Moulder, J. W., D. L. Novosel and J. E. Officer : Inhibition of the growth of agents of the psittacosis group by D-cycloserine and its specific reversal by D-alanine. J. Bacteriol. 85 : 707-711, 1963.

Moulder, J. W., N. J. Levy and L. P. Schulman : Persistent infection of mouse fibroblasts (L cells) with *Chlamydia psittaci* : evidence for a cryptic chlamydical form. Infect. Immun. 30 : 874-883, 1980.

Muhlestein, J. B., J. L. Anderson, E. H. Hammond, L. Zhao, S. Trehan, E. P. Schwobe and J. F. Carlquist : Infection with *Chlamydia pneumoniae* accelerates the development of atherosclerosis and treatment with azithromycin prevents it in a rabbit model. Circulation 97 : 633-636, 1998.

Saikku, P., M. Leinonen, K. Mattls, M. R. Ekman, M. S. Nieminen, J. Huttunen and V. Valtonen : Serologic evidence of an association of a novel *Chlamydia*, TWAR, with chronic coronary heart disease and myocardial infarction. Lancet ii : 983-985, 1988.

Shemer-Aui, Y., H. Holtman, D. Wallach and I. Sarov : Cytokine cell interactions resulting in *Chlamydia trachomatis* inhibition-mechanismsm involved, *in* Chlamydia infections (W. R. Bowie and H. D. Caldwell ed). Cambridge University Press, Cambridge, 1990, pp.173-176.

Toye, B., C. Laferriére, P. Claman, P. Jessamine and R. Peeling : Association between antibody to the chlamydia heat-shock protein and tubal infertility. J. Infect. Dis. 168 : 1236-1240, 1993.

Wang, S. -P. and J. T. Grayston : Three new serovars of *Chlamydia trachomatis* : Da, Ia and L_{2a}. J. Infect. Dis. 163 : 403-405, 1991.

Watkins, N. G., W. J. Hadlow, A. B. Moos and H. D. Caldwell : Ocular delayed hypersensitivity : a pathogenetic mechanism of chlamydial conjunctivitis in guinea pigs. Proc. Natl. Acad. Sci. USA. 83 : 7480-7484, 1986.

Wagner, E. A., J. Schachter, P. Bavoil and R. S. Stephens : Differential human serologic response to two 60, 000 molecular weight *Chlamydia trachomatis* antigens. J. Infect. Dis. 162 : 922-927, 1990.

Yasuda, J., I. Kawabe, C. Mizukami, A. Matsumoto and H. Honjo : Detection of anti-chlamydial HSP-60 antibody in acute and chronic PID patients. J. Obstet. Gynecol. Res. in press.

第8章

クラミジア感染に対する生体反応

1960年代前半から後半にかけて台湾，インド，サウジアラビア，エチオピア，ガンビアなどでトラコーマ予防を目的としたワクチン接種野外実験がWHOの計画に基づいて実施された。しかしワクチン抗原として用いられた*C. trachomatis* EBはこの実験に参加した研究者のいわば手持ちの株で，ワクチン調整法や接種法が統一されなかったため予防効果や予防期間の成績がまちまちで，その上繰り返し接種によるトラコーマ発症事故が発生して皮肉にもトラコーマが遅延型過敏症反応で発症するという知見をもたらして不成功に終わった。Becker（1974）によると，1回の接種に要するEBを発育鶏卵卵黄嚢から調整するために7.13ドル，培養細胞から調整するために27.23ドルを要したが，一方治療にテトラサイクリンを用いた場合には患者1クール当たりの費用はわずかに20セントであり，医療経済面でも大きな問題を提起したという。この苦い経験から感染防御の機序の解析と効果的な防御手段の確立への努力は今も続けられているが，最も急を要するクラミジア眼感染の予防ワクチンすらないのが現状である。クラミジア感染に対する生体反応は非特異的反応，液性免疫反応，細胞性免疫反応の3カテゴリーに大別されるが，それぞれに未解決の多くの問題が残されており，クラミジアワクチンの開発には楽観論（Rank and Bavoil 1996），悲観論（Gaydosら 私信）など様々である。

さて次にクラミジア感染によって生体側はいかなる反応を示すか見てみよう。まず多形核白血球（polymorphonuclear leukocyte，PMN）は生体内に侵入したクラミジア菌体を取り込み，排除する旺盛な貪食細胞で，感染に対して最も早期に発現する生体反応とみなされている（Kuo and Chen 1980，Pattonら 1982，1983）。PMNに取り込まれたクラミジアは生物型trachomaであれ

LGV であれ過酸化水素の有無に関係なく殺菌される（Yong ら 1986，Rank and Bavoil 1996）。しかし初感染ではクラミジア菌体は PMN の取り込み以前に侵入門戸である尿路生殖器，気道や肺胞の粘膜上皮細胞や結膜細胞などの感受性細胞にいち早く侵入するために PMN の攻撃からまぬがれる。そして多かれ少なかれ感染部位に集積した PMN は NK 細胞（natural killer cell）を活性化する（Rank and Bavoil 1996）。細胞内寄生原虫である *Leishmania* をマウスに感染すると NK 細胞は IFNγを産生して，この IFNγが CD 4 $^+$T 細胞の分化を促すと同時に，感染初期の *Leishmania* の増殖を阻止することが知られている（Scharton and Scott 1993）。しかし *C. trachomatis* MoPn（マウス感受性株）によるマウス膣内感染や肺内感染では NK 細胞を抗 NK 抗体で抑えると IFNγのレベルは減少するが病態の進展には全く影響しない。SCID マウス（severe combined immunodeficiency mouse，遺伝的にT細胞やB細胞を欠損した重症複合免疫不全マウス。マクロファージ，NK 細胞の機能は保持している）やヌードマウス(nude mouse，先天的にT細胞を欠損したマウス。B細胞，マクロファージ，NK 細胞の機能は保持している）に同様に感染すると IFNγが産生され，IFNγは抗 NK 抗体投与によって減少するものの，病態は正常マウス感染の場合と差がない（Williams and Schachter 1985，Magee ら1995）。サルの卵管に *C. trachomatis* 血清型EやFを感染すると，1週間後に感染部位に CD 8 $^+$T 細胞を主体とするリンパ球の浸潤が起こり，CD 8 $^+$T 細胞が炎症発症に重要な役割を果たすことが報告された（Patton ら 1983）。しかし一方ではT細胞欠損マウスの生殖器や肺に *C. trachomatis* を感染後，感作マウスの CD 4 $^+$T 細胞を移入すると，発症を効果的に抑える（Igietseme ら 1993，Magee ら 1993）。逆に肺感染マウスに抗T細胞抗体を投与してT細胞を排除すると血中 IFNγのレベルは著しく低下して，クラミジア増殖によりマウスは死亡するが，この効果は CD 4 $^+$T 細胞を排除した場合の方が，CD 8 $^+$T 細胞排除の場合より大きい（Magee ら 1995）。これらのデータから判断すると，クラミジアの初感染に対して生体はまず PMN で対応し，これをまぬがれて増殖するクラミジアに対して CD 4 $^+$T 細胞や CD 8 $^+$T 細胞由来の IFNγによって防御するというシナリオが描かれる。しかし一方では IFNγにより持続感染が成立しHSP-60による感作状態の持続や，この状態にある生体への再感染によって遅延型過敏症が起こることから，IFNγはいわば両刃の剣としてクラミジア感染に関ることが示唆される。この観点から，IFNγにはクラミジア増殖を完全に阻止してこれを排除する方向と持続感染の成立への方向の，2つの異なった方向に振り向けるいわば閾値濃度があることを思わせるが，これのヒトに関する確固たるデータはない。

クラミジア感染によって誘導されるサイトカインはIFNγに限らない。McCoy細胞（マウス線維芽細胞由来）へ*C. trachomatis*を感染させるとIFNαやIFNβが感染量や同時に誘導されるNO(nitric oxide) 量に相関して産生され，増殖を阻害する（Devittら 1996，Kazarら 1971，Hannaら 1967）。Rothermelら（1983）はL細胞（マウス線維芽細胞由来）をポリIポリCで処理して得たマウスIFN（おそらくIFNβ）が*C. trachomatis*の増殖を抑制し，80～90％の増殖阻害には200IU／ml（VSV増殖阻害単位）の濃度を要することを報告している。IL-1やTNFαも*C. trachomatis*に感染したヒトの単球で産生され，共にヒト由来の培養細胞内の*C. trachomatis*の増殖を阻害する（Shemer-Avniら 1990，1998）。しかしIFNα，IFNβ，TNFαがクラミジアの持続感染成立に関与するのかどうか明らかでない。

クラミジア感染に対して生体は当然のことながら抗体を産生するが，抗体産生をうながす抗原はクラミジア増殖の同調性の低さからEBよりもむしろ感染性のないRBやIFあるいは失活したEB（たとえ形態的にEBであってもすべてのEBが感染性を有するかどうかは明らかでない）だと推測される。生じた抗クラミジア抗体のうち，特にMOMPや吸着素とみなされる菌体外膜蛋白に対する抗体が宿主細胞への吸着を阻害したり，EBを取り込んだ貪食胞へのリソソーム融合によって増殖を阻止することが確かめられている（Byrne and Moulder 1978，Peelingら 1984，Lucero and Kuo 1985）。いずれも感染前に菌体を抗体で処理して，増殖の有無，すなわち中和の有無を見た結果である。この試験管内の中和は補体依存的であったり(Lucero and Kuo 1985，Petersonら 1991)，補体非依存的であったり（Caldwell and Perry 1982，Su and Caldwell 1991）様々である。いずれにせよあらかじめ抗体で処理したのちに菌体を動物に接種した場合には例外なく中和され，動物体内のクラミジア増殖はない（Nicols ら 1973，Barenfanger and MacDonald 1974，Zang ら 1989）。これらの成績は抗体が中和に重要な働きをすることを示している。しかし厳密に言えばあくまでも抗体による菌体の前処理という人為的操作によるものであって，この成績を即座に生体内の防御機序に結びつけるわけにはいかない。*C. trachomatis* による性感染症では患者の子宮頸管擦過材料から分離される菌量と，分泌物中の IgA 抗体レベルは逆相関する（Brunham ら 1983）。しかし一方では患者血清中の中和抗体はクラミジアに対する免疫状態とは必ずしも相関しないこと(Jones and van der Pol 1994)も報告され，ヒト体内での抗体による防御についてはその機序を含め確かなデータは驚くほど少ない。しかしモルモット，マウス，マーモセットなどの性器感染モデルでは，いずれも血清中の IgG 抗体や分泌物中の IgA 抗体の出現と患部病態の改善が正の相関を示す。つまり抗体価の上昇に伴って有意な治癒傾向を示す(Rank ら 1979，Rank and Barron 1983，Johnson ら 1981)。さらにモルモット子宮に GPIC 株を接種したのち，シクロフォスファミドを投与して，抗体産生を抑えた場合には，たとえ細胞性免疫応答が正常であっても病態の改善はない（Rank ら 1979)。エストラジオールを投与して抗体産生を抑制したモルモットでは，血清抗体や細胞性免疫が正常であっても患部の分泌物中の抗体が出現するまでは病態は改善しない。このような動物実験結果は，少なくとも初感染では血清中の IgG 抗体よりむしろ局部の IgA 抗体が中和的に働くことを推測させる。

抗体による防御の確認には当然のことながら再感染実験が必要となる。Rank and Barron(1983) はシクロフォスファミド投与によって抗体産生を抑制したモルモットの子宮に GPIC を接種して，発症後テトラサイクリン投与して治癒したモルモットに再び GPIC を接種したところ，細胞性免疫応答（モルモットの耳にオキサゾロンで感作後，少量の GPIC 抗原を注入し，24時間後の耳殻の厚みの変化を指標とした）は正常であったが，再感染が成立し，その病態は初感染と差がなかった。このような再感染モルモットに高力価の抗 GPIC 血清を腹腔内投与して血中や分泌物中の IgG および IgA を調べたところ，血中，分泌物中の IgG 抗体力価が高い場合には再感染による発症が抑えられた（Rank and Batteiger 1989)。この結果は血清や分泌物中のIgGが防御的に働くことを示しているが，問題はモルモットと *C. psittaci* GPIC株の組み合わせによるモデル実験が果たしてヒトの *C. trachomatis* 感染症のモデルになり得るかということであり，この問題はいまだに解決していない。

参考文献

Barenfanger, L. and A. B. MacDonald : The role of immunoglobulin in the neutralization of trachoma infectivity. J. Immunol. 113 : 1607-1617, 1974.

Becker, Y. : The agent of trachoma, Monographs in Virology vol. 7 (J. L. Melnick, ed.) S. Karger, Basel, 1974.

Brunham, R. C., C. -C. Kuo, L. Cles and K. K. Holmes : Correlation of host immune response with quantitative recovery of *Chlamydia trachomatis* from the human endocervix. Infect. Immun. 39 : 1491-1494, 1983.

Byrne, G. I. and J. W. Moulder : Parasite-specified phagocytosis of *Chlamydia psittaci* and *Chlamydia trachomatis* by L and HeLa cells. Infect. Immun. 19 : 598-606, 1978.

Caldwell, H. D. and L. J. Perry : Neutralization of *Chlamydia trachomatis* infectivity with antibodies to the major outer membrane protein. Infect. Immun. 38 : 745-754, 1982.

Devitt, A., P. A. Lund, A. G. Morris and J. H. Pearce : Induction of alpha/beta interferon and dependent nitric oxide synthesis during *Chlamydia trachomatis* infection of McCoy cells in the absence of exogenous cytokine. Infect. Immun. 64 : 3951-3956, 1996.

Hanna, L., T. C. Merigan and E. Jawetz : Effect of interferon on TRIC agents and induction of interferon by TRIC agent. Am. J. Ophthalmol. 63 : 1115-1119, 1967.

Igietseme, J. U., K. H. Ramsey, D. M. Magee, D. M. Williams, S. A. Theus, T. J. Kindy and R. G. Rank : Resolution of murine chlamydial genital infection by adoptive transfer of a $CD4^+$TH1 lymphocyte. Reg. Immunol. 5 : 311-317, 1993.

Johnson, A. P., M. F. Osborn, B. J. Thomas, C. M. Hetherington and D. Taylor-Robinson : Immunity to reinfection of the genital tract of marmosets with *Chlamydia trachomatis*. Br. J. Exp. Pathol. 62 : 606-613, 1981.

Jones, R. B. and B. van der Pol : Lack of correlation between acquisition of infection and ability of serum to neutralize chlamydial infectivity in vitro, *in* Chlamydial Infections (J. Orfila et al. ed), Societa Editrice Esculapio, Bologna, 1994, pp.95-98.

Kazar, J., J. D. Gillmore and F. B. Gordon : Effect of interferon and interferon inducers on infections with a nonviral intracellular microorganism, *Chlamydia trachomatis*.

Infect. Immun. 3 : 819-824, 1971.

Kuo, C. -C. and W. J. Chen : A mouse model of *Chlamydia trachomatis* pneumonitis. J. Infect. Dis. 141 : 198-202, 1980.

Lucero, M. E. and C. -C. Kuo : Neutralization of *Chlamydia trachomatis* cell culture infection by serovar-specific monoclonal antibodies. Infect. Immun. 50 : 595-597, 1985.

Magee, D. M., D. M. Williams, J. G. Smith, C. A. Bleicker, B. G. Grubbs, J. Schachter and R. G. Rank : Role of CD8T cells in primary *Chlamydia* infection. Infect. Immun. 63 : 516-521, 1995.

Magee, D. M., J. U. Igietseme, J. G. Smith, C. A. Bleicker, J. Schachter, R. G. Rank and D. M. Williams : *Chlamydia trachomatis* pneumonia in the severe combined immunodeficiency (SCID) mouse. Reg. Immunol. 5 : 305-311, 1993.

Nichols, R. L., R. E. Oertley, C. E. O. Fraster, A. B. MacDonald and D. E. McComb : Immunity to chlamydial infections of the eye. VI. Homologous neutoralization of trachoma infectivity for the owl monkey conjunctivae by eye secretions from humans with trachoma. J. Infect. Dis. 127 : 429-432, 1973.

Patton, D. L., S. A. Halbert, C. -C. Kuo, S. -P. Wang and K. K. Holmes : Host response to primary *Chlamydia trachomatis* infection of the fallopian tube in pig-tail monkeys. Fertil. Steril. 40 : 829-840, 1983.

Patton, D. L., S. A. Halbert, S. -P. Wang : Experimental salpingitis in rabbits provoked by *Chlamydia trachomatis*. Fertil. Steril. 37 : 601-608, 1982.

Peeling, R., I. W. Maclean and R. C. Brunham : In vitro neutralization of *Chlamydia trachomatis* with monoclonal antibody to an epitope on the major outer membrane protein. Infect. Immun. 46 : 484-488, 1984.

Peterson, E. M., X. Cheng, B. A. Markoff, T. J. Fielder and L. M. de la Maza : Functional and structural mapping of *Chlamydia trachomatis* species-specific major outer membrane protein epitopes by use of neutralizing monoclonal antibodies. Infect. Immun. 59 : 4147-4153, 1991.

Rank, R. G. and A. L. Barron : Humoral immune response in acquired immunity to chlamydial genital infection of female guinea pigs. Infect. Immun. 39 : 463-465, 1983.

Rank, R. G. and B. E. Batteiger : Protective role of serum antibody in immunity to chlamydial genital infection. Infect. Immun. 57 : 299-301, 1989.

Rank, R. G. and P. M. Bavoil : Prospects for a vaccine against *Chlamydia* genital disease II. Immunity and vaccine development. Bull. Inst. Pasteur 94 : 55-82, 1996.

Rank, R. G., H. J. White and A. L. Barron : Humoral immunity in the resolution of genital infection in female guinea pigs infected with the agent of guinea pig inclusion conjuctivities. Infect. Immun. 26 : 573-579, 1979.

Rothermel, C. D., G. I. Byrne and E. A. Havell : Effect of interferon on the growth of *Chlamydia trachomatis* in mouse fibroblasts (L cells). Infect. Immun. 39 : 362-370, 1983.

Scharton, T. M. and P. Scott : Natural killer cells and a source of interferon gamma that drives differentiation of $CD4^{+}T$ cell subsets and induces early resistance to *Leishmania major* in mice. J. Exp. Med. 178 : 567-577, 1993.

Shemer-Avni, Y., H. Holtman, D. Wallach and I. Sarov : Cytokine cell interactions resulting in *Chlamydia trachomatis* inhibition-mechanisms involved. *in* Chlamydia Infections (W. R. Bowie and H. D. Caldwell ed.) Cambridge University Press, Cambridge, 1990, pp.173-176.

Shemer-Avni, Y., W. Wallach and I. Sarov : Inhibition of *Chlamydia trachomatis* growth by recombinant tumor necrosis factor. Infect. Immun. 56 : 2503-2506, 1998.

Su,H. and H. D. Caldwell : In vitro neutralization of *Chlamydia trachomatis* by monovalent Fab antibody species specific to the major outer membrane protein. Infect. Immun. 59 : 2843-2845, 1991.

Williams, D. M. and J. Schachter : Role of cell-mediated immunity in chlamydial infection : implication for ocular immunity. Rev. Infect. Dis. 7 : 754-759, 1985.

Yong, E. C., E. Y. Chi, W. Chen and C. -C. Kuo : Degradation of *Chlamydia trachomatis* in human polymorphonuclear leukocytes : an ultrastructural study of peroxidase-positive phagolysosomes. Infect. Immun. 53 : 427-431, 1986.

Zang, Y. -X., S. J. Stewart and H. D. Caldwell : Protective monoclonal antibodies to *Chlamydia trachomatis* serovar-and serogroup-specific major outer membrane protein determinants. Infect. Immun. 57 : 636-638, 1989.

第9章

クラミジア感染症診断の問題点

クラミジアは種々の抗生物質に感受性であることから，感染症はテトラサイクリン系，マクロライド系あるいはニューキノロン系抗生物質を用いて完治できる。幸いにも国内ではこれらに対する耐性株もない。従って適確な診断が重視される。診断法にはクラミジア菌体あるいは菌体成分の検出と，血清中の抗クラミジア抗体検出が用いられる。言うまでもなく前者による診断法がより直接的である。種々のキット化された方法がある。抗原抗体反応を原理とする方法では，FITC（fluorescein isothiocyanate）で標識したクラミジア特異的単クローン抗体で患部材料のスメア中の菌体を直接蛍光抗体法で検出するDFA法（直接蛍光抗体法），菌体を可溶化し遊離したLPSを抗LPS特異抗体で補足し，これをEIA（enzyme immunoassay）で検出する方法などがある。一方，キット化されているPCR（polymerase chain reaction）やLCR（ligase chain reaction）などの遺伝子診断法は特異性，感度，客観性の点で特に優れ，それゆえに日本医師会は *C. trachomatis* 感染症の診断指針としてPCRキットやLCRキットによる診断を奨励している（小野寺 1999，野口 1999）。しかしPCRやLCRによる検査法に問題がないわけではない。この問題を含めPCRやLCRの感度測定に用いたわれわれの方法についてまとめてみたい。

ヒトに感染症を起こす *C. trachomatis* 生物型trachomaやLGVはいずれも共通の7.5Kbプラスミドを EB当たり10コピー持っている（Palmer and Falkow 1986）。このプラスミドは9つのORFを持ち，そのうちORF 3の遺伝子産物28kDa蛋白はEB外膜に組み込まれている（Comanducci ら 1988）。しかし他のORFにコードされている蛋白が実際に菌体のどこに分布し，どんな機能を持っているのかは不明である。そのため7.5Kbプラスミドはしばし

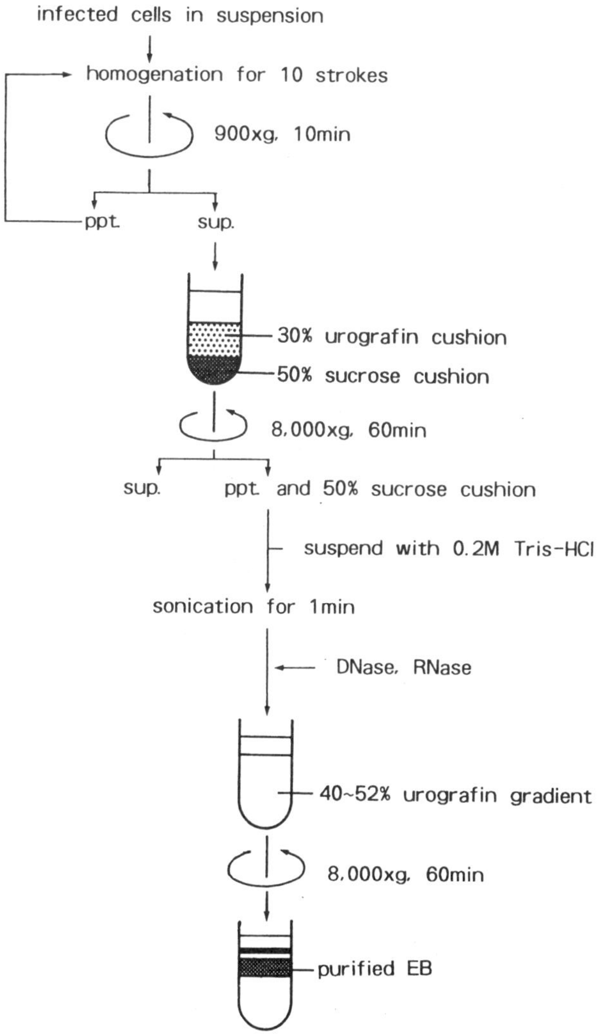

図40　*C. pneumoniae* と *C. trachomatis EB* の精製法

ば cryptic plasmid と呼ばれている。市販の PCR キット(ロシュ社, Loeffelholz ら 1992) や LCR キット (アボット社, Dille ら 1993) はこのプラスミドを検出するようにデザインされている。これらのキットの検出感度測定にわれわれは EB 個数をパラメーターとした。なぜならばクラミジアの感染単位は EB であり, これは分裂せず, 外膜の剛性が高いために, 特別な処理をしない限り検査材料の採取過程や凍結保存で破壊することがないからである。このためにはまず精製した EB が必要である。Tamura and Higashi (1963) の *C. psittaci* EB 精製法や Caldwell ら (1981) の *C. trachomatis* EB 精製法によって得られる *C. trachomatis* EB 分画はいずれもかなりの RB を含むことから, 著しく高い感度が予測される PCR や LCR の感度検定には適当でない。そこで種々検討の結果, *C. psittaci* のみならず *C. trachomatis*, *C. pneumoniae* の EB も高純度で精製できる方法と, 再現性の高い EB 個数計測法を確立した (Miyashita and Matsumoto 1992)。精製法のポイントは粗精製 EB 分画の超音波処理の反復と, 蔗糖ウログラフィンの 2 層クッション遠心法およびウログラフィン濃度勾配遠心法の組み合わせである (図40)。精製 EB 分画にはほとんど宿主細胞成分や RB を含まないことが寒天レプリカ法で確認できた (図41)。EB 個数計測は遠心管内にセットしたカバーガラス上に EB を遠心し, これを金属蒸着

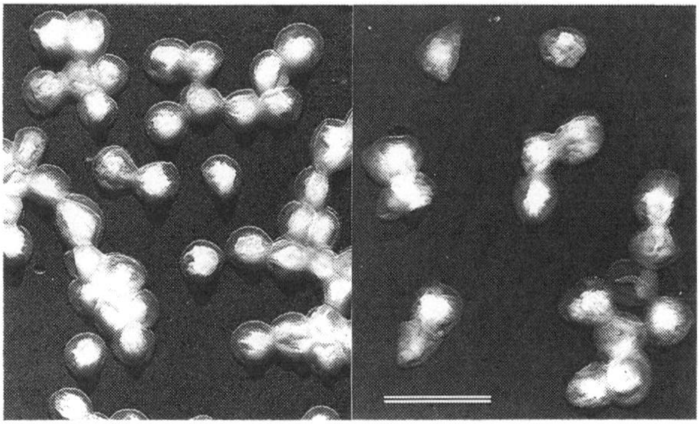

図41　寒天レプリカ法による精製 EB
A : *C. trachomatis* L_2／434／Bu 株 EB。
B : *C. pneumoniae* TW183株 EB。
スケールは 1 μm。

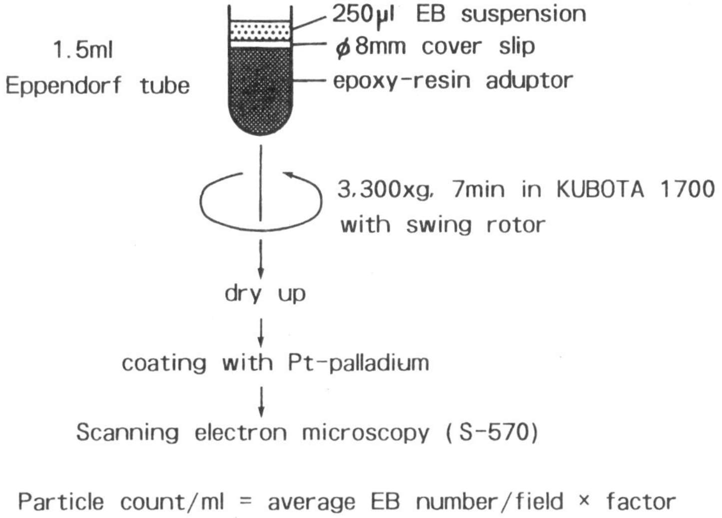

図42　精製 EB 数の測定法

後，走査電子顕微鏡下でカウントする方法である（図42）。EB 個数と PCR，LCR キットによる反応強度の関係を見ると（図43），両キット共に２個以上の EB があれば検出可能で，この感度はこれまでキット化されている他の *C. trachomatis* の検出法の感度をはるかに越えることが確認されたのである（表５）。しかし，この結果はあくまで実験条件下での感度であって，臨床材料を用いた結果ではない。臨床的に得られた検体には血液をはじめ組織細胞片，粘

表５　EB 個数をパラメーターとした *C. trachomatis* 検出キットの感度比較

Test kits	*C. trachomatis* L$_2$／434／Bu	*C. pneumoniae* TW-183	*C. psittaci* Cal 10	*C. pecorum* Bo／E58
DFA-MicroTrak	2	−	−	−
Chlamydiazyme	1.6×10^4	N.D.	N.D.	N.D.
IDEIA Chlamydia	1.0×10^3	7.0×10^3	2.7×10^4	N.D.
Gen-probe PACE2	7.5×10^3	−	−	−
PCR-AMPLICOR	2〜4	−	−	−
LCR	2	−	−	−

Symbols : −, no reaction. N. D., not done.

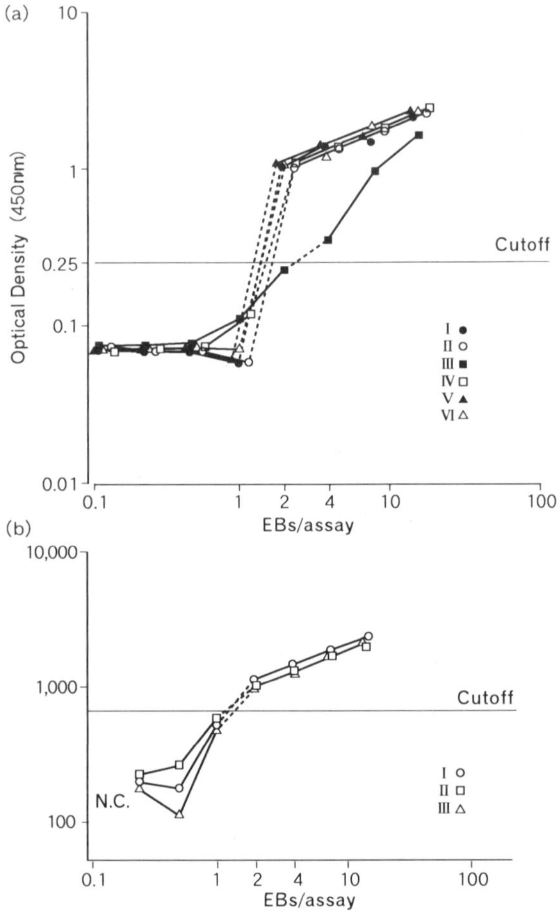

図43　*C. trachomatis* 検出用遺伝子診断キットの感度
A：PCR キットの反応強度と EB 個数の関係。
B：LCR キットの反応強度と EB 個数の関係。
いずれも 2 個以上の EB を検出できた。

液など，様々な物質が混在しており，これらがDNA 増幅の障害になれば，感度は当然のことながら低くなる。事実，納富ら（1997）はリン酸，二価鉄イオン，血液，次亜塩素酸の混入によってLCR キットの感度が1／10以下にも低下することを報告した。従って PCR や LCR のキットによる臨床検査では感度の低下が多かれ少なかれ起こることを考慮しておく必要がある。例えば *C.*

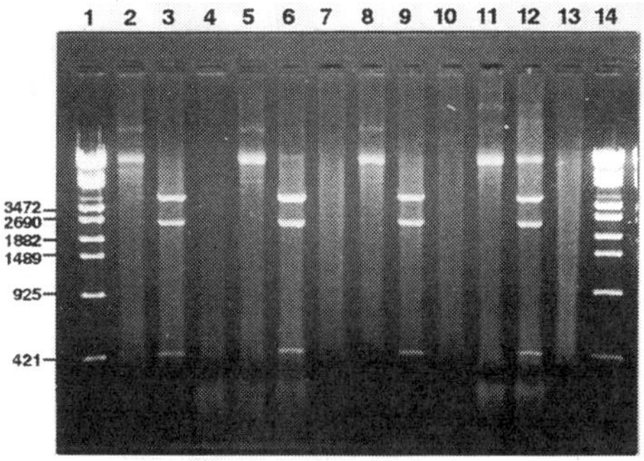

図44　グリコーゲン蓄積陽性および陰性株 EB10[8]個から抽出した7.5Kb プラスミドのアガロースゲル電気泳動パターン

1，14：分子量マーカー
2，5，8，11：グリコーゲン蓄積陽性株Ｄ・12Ｎ，Ｆ４・５Ｎ，L_2／434／Ｂの7.5Kb プラスミド
3，6，9，12：各プラスミドの*Eco* Ｒ１切断パターン
4，7，10，13：グリコーゲン蓄積陰性株Ｄ9-3，Ｆ４・12t，Ct1943-3・1および *C. pneumoniae* TW183
これらは7.5Kb プラスミドを欠失していることが分かった。

trachomatis 感染症が強く疑われるが，PCR や LCR キットによって検出されない場合には材料中の増幅阻害物質の影響を除くために試料を希釈したり，高速遠心によって患者材料中の菌体を洗浄，濃縮するなどの前処理が必要な場合もあるのである。問題はこれだけだろうか。すでに述べたように PCR，LCR キットはいずれも *C. trachomatis* が EB 当たり10コピー，分裂中の RB ならば20コピー保有する7.5Kb プラスミドを標的とし，ゲノムの特異領域の１コピーを標的とするよりも高感度で検出できることを狙ったものである。しかし，もし7.5Kb プラスミドを欠失した *C. trachomatis* による感染症があれば，その患者材料中の *C. trachomatis* は検出できないことになる。事実，プラック純化法でわれわれが得た安定なグリコーゲン陰性・7.5Kb プラスミド陰性株（図44）は PCR，LCR いずれのキットにも反応しなかったし，実際にプラスミドを欠失した *C. trachomatis* による感染症も報告されているのである（Peterson ら 1990，Farencena 1997，Stothard ら 1998）。このプラスミドは *C. trachomatis* の血清型の相違に関係なく保存されていることから，*C. trachomatis* の生存に何らかの重要な役割を担っているとの考えは多くの研究者の意見ではある。しかしわれわれが得たプラスミド欠失株はプラスミドの脱落によって生じた可能性が高く，プラスミド欠失株の増殖速度はプラスミド保有株よりやや遅い傾向があるが，グリコーゲンを蓄積しないこと，封入体内に大きな透明域を作ること以外にゲノムの制限酵素切断パターン，血清型，菌体

の超微形態などに見るべき相違がない（Matsumoto ら 1998)。従ってここにも，臨床的に *C. trachomatis* 感染症が疑われるが PCR や LCR キットで反応陰性の場合には何らかの別の方法，例えば分離培養をはじめ，標識単クローン抗体による直接蛍光抗体法，EIA 法，あるいはゲノムの特異領域を標的とするようなプライマーによる PCR などで再検討する必要が指摘される。

C. pneumoniae 検出用に PCR や LCR としてキット化されたものはない。コアラやウマ由来の *C. pneumoniae* はプラスミドを保有するが，ヒト由来株には *C. trachomatis* の7.5Kb プラスミドに匹敵するようなプラスミドはないので，PCR や LCR による *C. pneumoniae* 検出には，これに特異的なゲノム領域を標的とせざるを得ない。従って標的領域は１コピーであり，検出感度は *C. trachomatis* のプラスミドを標的としたキットの感度より低いのは当然で，Campbell ら（1992）や Kubota（1996）が報告した PCR プライマーはいずれもこれに相当する。

Campbell らのプライマーは *C. pneumoniae* のゲノムの *Pst* I 切断によって得られた474bp 断片をもとにデザインされた HL・1，HM・1と HR・1のプライマーの組み合わせで *C. pneumoniae* を検出する。HL・1と HR・1の組み合わせで437bp が，HM・1と HR・1で229bp の DNA 断片が増殖されるが，これらの PCR 産物はいずれも遺伝子として発現しない非コード領域の一部である。Ouchi ら(1998) は Campbell らのプライマー対を用いて１次 PCR で増幅後，さらに検出感度を上げるために１次 PCR で増幅された DNA 断片内の190bp を増幅する２次 PCR プライマー対 ON・1－ON・2を用いた nested PCR で動脈硬化組織中の *C. pneumoniae* を検出した。この ON・1－ON・2プライマー対は190bp の DNA 断片内に制限酵素 *Acc* I による切断部を１ヶ所含むようにデザインされており，*Acc* I で増幅産物は128bp と62bp に切断され，これによって増幅産物が *C. pneumoniae* DNA であることを確認できる。一方，Kubota のプライマー対53・1－53・2はわれわれが *C. pneumoniae* 外膜の特異抗原蛋白であることを決定した53Kda 蛋白（Iijima ら 1994）のコード領域（井筒ら 1996）の499bp を増幅する。このプライマー対を用いた PCR では *C. pneumoniae* EB の検出限界個数は９個であり，予想通

り *C. trachomatis* 検出用のPCRやLCRキットの感度より劣るものの，Campbellらのプライマー対による感度よりやや高い結果が得られている。53・1－53・2プライマー対によるDNA断片は *Tth* HB8によって373bpと126bpに切断されるのでPCR産物の確認もでき，さらにはこれが53kDaの蛋白遺伝子を標的にしているので，*C. pneumoniae* の検出と，53kDa蛋白に対する抗体の検出との相関を検討するのにも適したプライマー対と言える。すでに *C. trachomatis* や *C. pneumoniae* のゲノムの全塩基配列が相次いで明らかになっている（第3章）ので，キット化を待つまでもなく，それぞれのクラミジアに特異的な遺伝子領域を自由に抽出して，その塩基配列をもとにPCRプライマーを作成し，それを診断に利用できる時期に達したと言える。

血清中の抗クラミジア抗体の検出は間接的とはいえ，診断に役立つ。しかし抗クラミジアIgG陽性であるというだけでは診断は難しい。これにはペア血清を対象に4倍以上の抗体価の変動を確認することや，抗クラミジアIgMの検出が要求される。しかし単独血清による診断を余儀なくされる場合も少なくない。Kuoら（1995）は *C. pneumoniae* EBを抗原とするMIF（micro immunofluorescence。スライドガラス上にEB浮遊液を点状に並べ，固定後，これに段階希釈した患者血清を反応させたのち，間接蛍光抗体法により *C. pneumoniae* EBを特異蛍光染色する血清の最高希釈倍率の逆数を抗体価とする抗体価測定法）でIgG抗体価が512倍以上の場合，あるいはIgM抗体価が16倍以上を急性 *C. pneumoniae* 感染症，IgG抗体価が8～256倍であれば既往症としている。一方，*C. trachomatis* による尿路性器感染症の場合には男女間の抗体価の差が大きく，一般的には女性の抗体価が男性より高い傾向があり，やや複雑である。われわれのMFA（microplate immunofluorescence antibody法。宿主細胞内の封入体を抗原とした間接蛍光抗体法による抗体価測定法。別所，松本 1984）の検討（松本 1991）によると *C. trachomatis* 抗原陽性男性患者ではIgG抗体価は4～512倍に分布し，抗体陰性者も7％あり，女性患者ではIgG抗体価は8～1024倍に分布し，抗体陰性者は6.6％，男女合計で8倍以上をIgG陽性とみなしてもIgG陽性は70.3％にすぎず，IgMにいたっては4倍以上を陽性としてもわずかに30.8％という結果であった。一方 *C.*

trachomatis 陰性の抗クラミジア IgG 保有率を男女合計で見ると 8 倍以上が 40%，64倍以上を見ても実に30.6%が陽性で，IgM 陽性率は 4 倍以上が3.9%であった。これらの結果は，単独血清の抗体価の測定は疫学には用いられるとしても，抗体価だけでは *C. trachomatis* 感染症の診断がいかに信頼性に乏しいかを物語っている。血清 IgA の検出はかつて Sarov らによって活動性感染(active infection)の指標になるとされていたが，われわれの結果は IgG や IgM との相関性や *C. trachomatis* 抗原の有無との相関も見られず，さらに *C. pneumoniae* 感染症の IgA 検出の意義についても国際的なコンセンサスは得られていない（Gaydos，Kuo 私信)。

MIF や MFA による抗体価測定はいずれも間接蛍光抗体法を原理としたもので，2 倍段階希釈した血清による特異反応を示す終末希釈倍数を蛍光顕微鏡下で読みとる方法である。従って血清の希釈度に応じて蛍光は減衰し，その終末点の判定にはかなりの熟練を要する。ここに主観の入り込む隙があり，当然のことながらより客観的な抗体検出法が望まれた。この問題の解決のため *C. trachomatis* や *C. pneumoniae* の EB をサルコシル処理して得られた外膜を抗原とする ELISA に基づくキットがわが国で開発された（松本ら 1992)。EB 外膜断片をプラスチックプレートに固層化し，これを抗原として血清中の抗体を補足後，ヒト IgG や IgM に対する酵素標識抗体を反応させ，その酵素活性で基質の発色度合いを光学機械で読みとる方法を原理としたものである。詳細はキットの説明に譲るが，*C. trachomatis*，*C. pneumoniae* いずれのキットも，菌体表面に分布する LPS や内部の HSP-60などの属共通抗原はサルコシル処理により除去されているので種間の交差反応性は比較的低い。残念ながらこれらのキットは抗体検出法としていまだ世界的に受け入れられてはいないが，これらのキットと MIF（世界的に容認されている）との詳細な比較検討や今後のデータの累積によって受け入れられることを期待している。

主な参考文献

小野寺昭一：性器クラミジア感染症（男性）日本医師会雑誌臨時増刊 Vol. 122，No. 10，感染症の診断・治療ガイドライン（感染症の診断・治療研究会編）1999，pp.228-229.

野口昌良：性器クラミジア感染症（女性）同上，pp.230-231.

井筒浩，宮下修行，松本明：*Chlamydia pneumoniae* 特異的53kDa 抗原蛋白遺伝子のクローニング．日本細菌学雑誌51：227，1996.

別所敏子，松本明：*Chlamydia psittaci* の封入体を抗原とした簡単な抗体価測定法－microplate immmuno-fluorescence technique-．医学のあゆみ128：571-572，1984.

松本明：クラミジア・トラコマーティス感染症（II）－血清抗体検査はどこまで診断的意義があるか－．Modern Medicine 8：18-23，1991.

松本明，別所敏子，岸本寿男，副島林造，渡辺博夫，川越清隆：抽出抗原を用いた *Chlamydia trachomatis* 感染者抗体測定用キット（ヒタザイムクラミジア Ab）の開発．感染症誌66：584-591，1992.

Campbell, L. A., M. P. Melgosa, D. J. Hamilton, C. -C. Kuo and J. T. Grayston : Detection of *Chlamydia pneumoniae* by polymerase chain reaction. J. Clin. Microbiol. 30 : 434-439, 1992.

Comanducci, M., R. Manetti, L. Bini, A. Santucci, V. Pallini, R. Cevenini, J. -M. Sueur, J. Orfila and G. Ratti : Humoral immune response to plasmid pgp3 in patients with *Chlamydia trachomatis* infection. Infect. Immun. 62 : 5491-5497, 1994.

Dille, B. J., C. C. Butzen and L. G. Birkenmeyer : Amplification of *Chlamydia trachomatis* DNA by ligase chain reaction. J. Clin.Microbiol. 31 : 729-731, 1993.

Farencena, A., M. Comanducci, M. Donati, G. Ratti and R. Cevenini : Characterization of a new isolate of *Chlamydia trachomatis* which lacks the common plasmid and has properties of biovar trachoma. Infect. Immun. 65 : 2965-2969, 1997.

Iijima, Y., N. Miyashita, T. Kishimoto, Y. Kanamoto, R. Soejima and A. Matsumoto : Characterization of *Chlamydia pneumoniae* species-specific proteins immunodominant in humans. J. Clin. Microbiol. 32 : 583-588, 1994.

Kubota, Y. : A new primer pair for detection of *Chlamydia pneumoniae* by polymerase chain reaction. Microbiol. Immunol. 40 : 27-32, 1996.

Kuo, C. -C., L. A. Jackson, L.A. Campbell and J. T. Grayston : *Chlamydia pneumoniae* (TWAR). Clin. Microbiol. Rev. 8 : 451-461, 1995.

Loeffelholz, M. J., C. A. Lewinski, S. R. Silver, A. P. Purohit, S. A. Herman and D. A. Buonagurio : Detection of *Chlamydia trachomatis* in endocervical specimens by polymerase chain reaction. J. Clin. Microbiol. 30 : 2847-2851, 1992.

Matsumoto, A., H. Izutsu, N. Miyashita and M. Ohuchi : Plaque formation by and plaque cloning of *Chlamydia trachomatis* biovar trachoma. J. Clin. Microbiol. 36 : 3013-3019, 1998.

Miyashita, N. and A. Matsumoto : Establishment of a particle-counting method for purified elementary bodies of chlamydiae and evaluation of sensitivity of the IDEIA

Chlamydia kit and DNA probe by using the purified elementary bodies. J. Clin. Microbiol. 30 : 2911-2916, 1992.

Miyashita, N., A. Matsumoto, Y. Niki and T. Matsushima : Evaluation of the sensitivity and specificity of a ligase chain reaction test kit for the detection of *Chlamydia trachomatis*. J. Clin. Pathol. 49 : 1-3, 1996.

Miyashita, N., Y. Iijima and A. Matsumoto : Evaluation of the sensitivity of polymerase chain reaction test kit, AMPLICOR *Chlamydia trachomatis*. Microbiol. Immunol. 38 : 81-85, 1994.

Palmer, L. and S. Falkow : A common plasmid of *Chlamydia trachomatis*. Plasmid 16 : 52-62, 1986.

Peterson, E. M., B. A. Markoff, J. Schachter and L. M. De La Maza : The 7.5 Kb plasmid present in *Chlamydia trachomatis* is not essential for the growth of this microorganism. Plasmid 23 : 1444-1448, 1990.

Stothard, D. S., J. A. Williams, B. van der Pol and R. B. Jones : Identification of *Chlamydia trachomatis* serovar E urogenital isolate which lacks the cryptic plasmid. J. Infect. Immun. 66 : 6010-6013, 1998.

あとがき

昭和37年3月，九州大学理学部生物学科の大学院を修了した私は，1年間の期限付き助手として九州大学医学部癌研究施設(現生体防御研究所)病理部　故今井環教授の元に赴任し，C_3H マウスの自然発生乳癌ウイルスの電子顕微鏡的研究に従事することになった。その結果，大学院時代の動物発生学から微生物学への転向を余儀なくされた。「余儀なくされた」と敢えて述べたのは当時の理学部生物学科出身者の厳しい就職難があったからである。翌昭和38年4月に大学院時代の恩師川上泉教授のお世話で京都大学ウイルス研究所　故東昇教授の元に助手として移籍した。この機会が当時ウイルスの範疇で取り扱われていたクラミジアとの出会いであった。比較ウイルス学的観点からクラミジアを研究中であった東昇先生の元にはすでに現新潟薬科大学教授多村憲先生が極めて精力的にクラミジア研究を進めておられ，数々の優れた業績を上げておられた。以来30余年，多村先生の実質的なご指導を受けながらクラミジアは私の主要な研究対象となったが，当初から多村先生の生化学的研究に私の主として電子顕微鏡による形態学が沿う形で研究が進められたように思う。京大在籍中の昭和42年秋から2年2カ月にわたり米国ノースカロライナ大学医学部G. P. Manire 教授の元でクラミジア研究に従事したことも私の研究に大きく影響し，昭和53年東昇先生の元に再び戻る形で川崎医科大学に赴任した後も同じテーマを続けることができた。赴任後数年間はそれまでの研究の継続であったが，ほどなく当時の呼吸器内科，現川崎医療福祉大学副島林造教授を通じてオウム病患者の血清診断と患者が飼育したセキセイインコからのクラミジアの分離や，分離株の性状解析にたずさわることになった。これを機にその後はオウム病に限らずクラミジア感染症，就中 *C. trachomatis* による性感染症や *C. pneumoniae* による呼吸器感染症に関連する研究へと対象が広がった。セキセイインコからの分離株はIzawa-1株として国内に普及している。

平成10年夏，カリフォルニアで開催された第9回ヒトクラミジア感染症に関する国際シンポジウムに出席した機会をとらえ，ノースカロライナに30年ぶりに戻った。ここでManire教授の後任として現在クラミジア研究で活躍中のP. B. Wyrick教授（私の留学当時，ブドウ球菌L formを研究していた大学院生。私が電子顕微鏡技術の手ほどきをした）主催の特別セミナーでManire教授（クラミジア研究の歴史に名を連ねるMeyerの弟子）をはじめ多くの研究者を前にNew advancement in the biology of Chlamydiaと題する講演の機会を得たことは私にとって筆舌に尽くし難い喜びであった。一方，これに先立つ国際シンポジウムでは私の発表に対する反響と共に，これまで論文にした私の電子顕微鏡写真が頻々引用されたことにも少なからず驚かされた。このシンポジウムへの出席は1年前からJ. Schachter教授に誘われていたものである。彼もManire教授同様Meyer門下で，その縁で1970年秋，当時の著名なクラミジア研究者であるThygeson教授の研究室で講演の機会を得て以来の友人となった。東，多村両先生やThygesonをはじめManire，Schachter，Wyrickそして1999年クラミジアの総説を共著したD. Rockeyらの人的流れの中に身を置く機会に恵まれた幸運を今さらながら実感している。

恩師東昇先生によって「細菌とウイルスの間」（岩波新書709）という標題でリケッチアと共にクラミジアが一般に紹介されたのは昭和44年のことである。当時のベストセラーの1つとして世間にインパクトを与えたと聞く。以来30年が経過し，クラミジア研究は著しく進歩した。この度，これまで私が得たクラミジアに関する知見を中心に据えて，基礎的観点からクラミジアに関してまとめたのが本書である。もちろん私の関知し得ない数々の研究があり，それらを網羅できず，また網羅することもないと考えた。その結果，はなはだ独断的な記載に陥ったところも随所にあり，同時にクラミジア感染症の臨床に言及することも敢えてしなかった。この点読者の寛恕を乞う次第である。

本書の執筆にあたっては，この機会を奨め，原稿への忌憚ない批判とご意見をいただいた川崎医科大学大内正信助教授をはじめご協力いただいた微生物学教室員各位，ならびに同大学組織電子顕微鏡センター上平賢三主任をはじめセンター員各位に深甚の謝意を表したい。同時に原稿作成に多大なご尽力をいただいた秘書室太田博美氏に心から御礼申し上げる。

本書出版に際して財団法人金原一郎記念医学医療振興財団より助成金の交付を受けた。記して満腔の謝意を表する次第である。

1999年12月

松本　明

■著者紹介

松本　明（まつもと　あきら）

昭和9年6月14日　福岡県戸畑市（現北九州市戸畑区）に生れる。
昭和32年3月　九州大学理学部生物学科卒
昭和37年3月　同大学理学研究科（博士）修了
昭和37年4月　九州大学医学部助手癌研究施設
昭和38年4月　京都大学助手ウイルス研究所
昭和38年5月　九州大学理学博士号取得
昭和42年11月　米国ノースカロライナ大学医学部研究員
昭和44年6月　同　講師
昭和44年12月　京都大学助手ウイルス研究所に復帰
昭和53年4月　川崎医科大学助教授（微生物学）
昭和63年4月　同　教授

昭和47年7月　財団法人風戸奨学会研究奨励賞受賞
昭和50年5月　社団法人日本電子顕微鏡学会瀬藤賞受賞

クラミジア学入門

2000年3月25日　初版第1刷発行

■著　者——松本　明
■発行者——佐藤　正男
■発行所——株式会社 大学教育出版
〒700-0951 岡山市田中124-101
電 話 (086)244-1268㈹　FAX (086)246-0294
■印刷所——日産印刷㈱
■製本所——日宝綜合製本㈱
■装　丁——ティー・ボーンデザイン事務所

ISBN4－88730－377－7